DR. H.C. SVEN-DAVID MÜLLER, MSC.

Cholesterin natürlich senken

NATURPRODUKTE SCHÜTZEN DAS HERZ UND DIE GEFÄSSE

MIT 65 CHOLESTERINSPIEGELSENKENDEN REZEPTEN

EMPFOHLEN VOM

DEUTSCHES KOMPETENZZENTRUM Gesundheitsförderung und Diätetik e.V.

DEUTSCHES KOMPETENZZENTRUM
GESUNDHEITSFÖRDERUNG UND DIÄTETIK E.V.
WWW.DKGD.DE

Inhalt

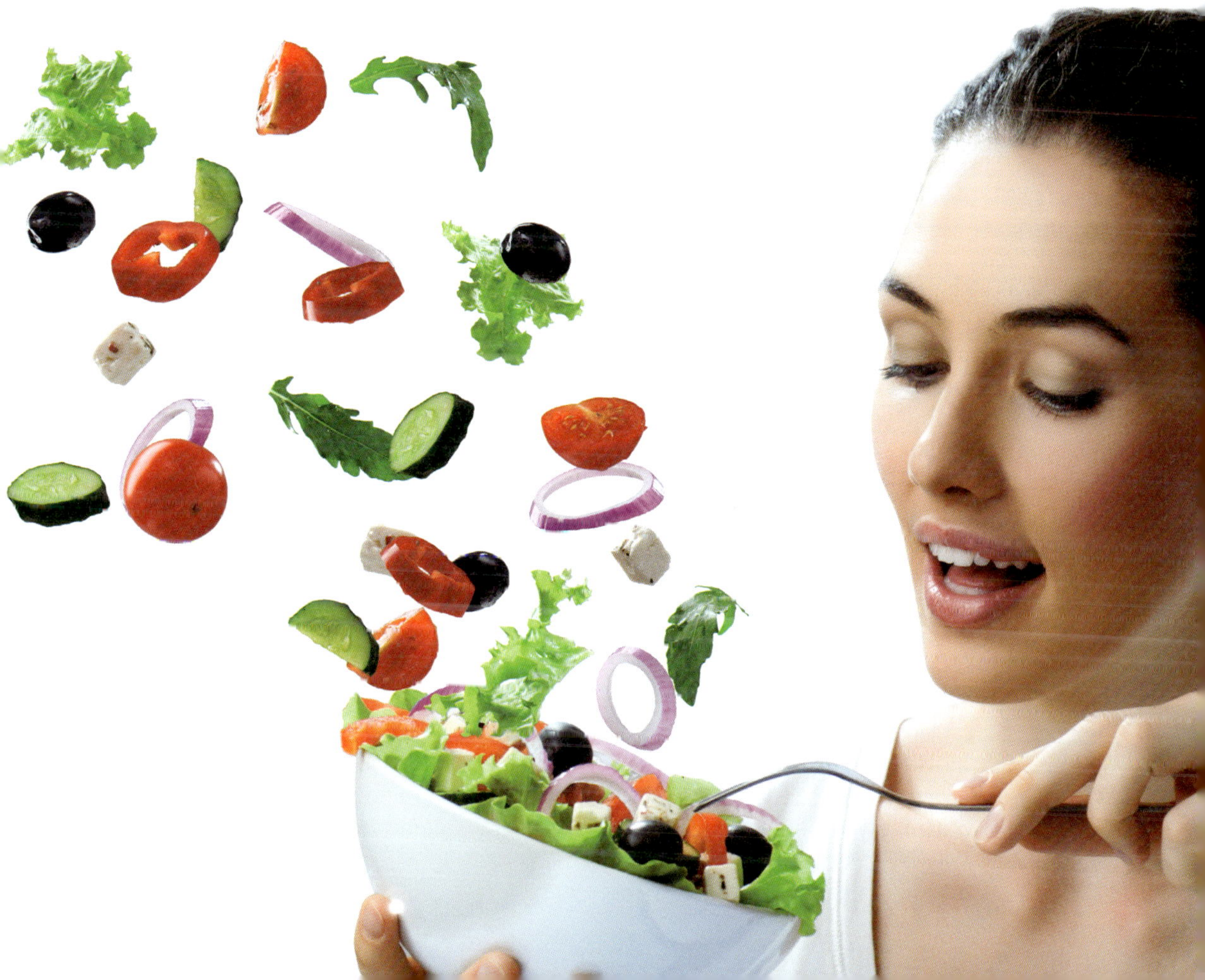

Vorwort

Liebe Leserinnen und Leser,

haben Sie auch erhöhte Cholesterinwerte? Oder interessieren Sie sich allgemein für das Thema und die Möglichkeiten den Cholesterinspiegel ganz natürlich ohne Medikamente zu senken? Oder sollen Sie Medikamente gegen einen erhöhten Cholesterinspiegel, die der Arzt als Lipidsenker bezeichnet, einnehmen und haben es beim Durchlesen der Packungsbeilage bei den Nebenwirkungen mit der Angst zu tun bekommen? Wenn Sie eine oder mehrere dieser Fragen mit ja beantworten, ist dieses Buch genau das richtige für Sie. Ich habe es für Menschen geschrieben, die auch bei der Cholesterinsenkung auf natürliche Maßnahmen setzen und die gleichzeitig nicht den Versprechungen der Pharmalobby glauben wollen.

Cholesterin ist wirklich ein Mythos. Einerseits ist diese fettähnliche Substanz tatsächlich lebensnotwendig. Es ist ein Faktum, dass ohne Cholesterin kein Leben möglich ist. Andererseits ist wissenschaftlich eindeutig geklärt, dass ein Übermaß an Cholesterin bestimmte Blutgefäße, nämlich insbesondere die Arterien, schädigen kann. Auch wenn zuweilen das Gegenteil behauptet wird, ist es eine Tatsache, dass erhöhte Cholesterinwerte und die Entstehung von Herzinfarkt und auch Schlaganfall sowie eine Vielzahl anderer Krankheiten, direkt oder indirekt miteinander zu tun haben. Viele meiner Patienten an der Universitätsklinik Aachen haben mich gefragt und fragen mich auch heute in meiner Praxis in Nidderau, ob es nicht auch ohne gefährliche Nebenwirkungen möglich ist, den Cholesterinspiegel zu normalisieren. Und sie fragen mich, ob es überhaupt notwendig ist, den Cholesterinspiegel zu senken. Fast 28 Millionen Menschen in Deutschland haben nach einer Untersuchung des Robert-Koch-Instituts in Berlin einen Cholesterinspiegel von mehr als 250 mg/dl. Und bei drei Viertel der Menschen in Deutschland liegt der Cholesterinspiegel oberhalb der „magischen" Schwelle von 200 mg/dl. Sind also ein Drittel oder gar drei Viertel der der Menschen in Deutschland krank? Nein, denn nicht jeder Cholesterinwert oberhalb von 200 mg/dl und auch nicht oberhalb von 250 mg/dl ist automatisch krankhaft und muss gesenkt werden, auch wenn die Pharmaindustrie das sich scheinbar wünscht und entsprechend in Anzeigen, auf Kongressen und über ihre Pharmavertreter verlauten lässt. Vielmehr lässt sich die Gefahr erhöhter Cholesterinwerte am Verhältnis von HDL und LDL – also gutem und schlechtem Cholesterin – messen. Hat Ihnen Ihr Arzt das nicht gesagt? Haben Sie überhaupt aktuelle Werte darüber? Das LDL sollte 130 bis 160 mg/dl nicht überschreiten. Und das HDL sollte 40 mg/dl überschreiten. Hat also jemand einen HDL –Spiegel von 68 und ein LDL von 155 ist ein Gesamtcholesterin von mehr als 223 mg/dl zu erwarten – hier wurde das VLDL-Cholesterin noch nicht bewertet. Aber dieser Wert ist völlig normal, sogar gesund, da das HDL hoch genug ist. Das Risiko zu berechnen ist ganz einfach: Multiplizieren Sie Ihren HDL-Wert mit 5. Das Ergebnis ist das maximale zulässige Gesamtcholesterin. Haben Sie also ein HDL von 48, dann haben Sie bei einem Gesamtcholesterin von 240 mg/dl noch keinerlei Risiko. Im Gegenteil. Diese Zahlen entsprechen allen nationalen und internationalen Empfehlungen und trotzdem bekommen vielen Millionen Patienten in Deutschland Lipidsenker vom Arzt verordnet. Das hat die Pharmalobby in den letzten 20 Jahren erreicht. Aber die Wissenschaft spricht eine andere Sprache. Und zusätzlich können Sie davon ausgehen, dass praktisch alle Menschen, die ein Gesamtcholesterin unter 350 mg/dl aufweisen, nicht auf Medikamente, sondern vielmehr auf eine Änderung des Lebensstils angewiesen sind. Sie müssen dann auch nicht mit den gefährlichen Nebenwirkungen von Lipidsenkern rechnen oder vielmehr oft jahrzehntelang damit leben.

In meiner Praxis ist es bei tausenden Patienten nicht ein einziges Mal passiert, dass sie mit einem Cholesterinspiegel von bis zu 350 mg/dl – bezogen auf das Gesamtcholesterin – nicht durch eine Umstellung der Ernährungsgewohnheiten sowie mehr Bewegung und eine Verbesserung des Lebensstils durch mehr Entspannung und Stressabbau ihren Cholesterinspiegel normalisiert haben. Durch meine Bücher konnte ich in den letzten 20 Jahren hunderttausende von Menschen dazu bewegen und täglich erreichen mich Briefe und E-Mails über die erstaunlichen Ergebnisse, die mich zwar eigentlich nicht wundern, da ich die Effekte ja kenne, aber die doch für viele Ärzte umso erstaunlicher sind. Selbst ein Gesamtcholesterinspiegel von 350 mg/dl – bei einem LDL von mehr als 250 mg/dl und einem HDL von weniger als 50 mg/dl – führt oft schon nach 8 Wochen Umstellungsphase zu einer Normalisierung. Wie oft musste ich von der Pharmalobby und Medizinern, die scheinbar bestens von der Pharmalobby versorgt werden, Kritik einstecken. Andererseits sagen selbst die Leitlinien – nach denen sich Ärzte eigentlich richten müssten – dass erst nach einer Lebensstiländerung überhaupt Medikamente (Lipidsenker) verordnet werden dürfen. Hat Ihr Arzt Sie darauf hingewiesen und lange darüber mit Ihnen gesprochen und Sie entsprechend geschult? Nein, dann ist etwas schief gelaufen. Allein die gesetzlich Versicherten erhalten jährlich für mindestens 676 Millionen Euro Lipidsenker verordnet. Da in Deutschland rund 11 Prozent der Menschen privatversichert sind und diese in der Regel teurere Medikamente erhalten können, ist von jährlich (Datenbasis 2010) 750 Millionen Euro für Lipidsenker zu rechnen. Damit lässt sich viel verdienen und die Gewinne sind groß, denn viele Lipidsenker sind vor Jahrzehnten entwickelt und machen bombastische Gewinne. Sollten 90 Prozent der Menschen, die Lipidsenker erhalten, allein durch Ernährungstherapie und andere Lebensstiländerungen behandelbar sein, ließen sich damit mehr als 675 Millionen Euro einsparen. Aber die Pharmalobby verkauft natürlich lieber Lipidsenker und streicht dicke Gewinne mit der Cholesterinangst ein. Andererseits leiden viele Patienten unter den teilweise massiven Nebenwirkungen von Lipidsenkern. Diese reichen von Todesfällen - denken Sie nur an den Lipobay-Skandal mit mindestens 52 Todesfällen weltweit – über massiven Veränderungen der Leberwerte oder Erhöhung der Blutzuckerwerte mit der Möglichkeit der Entstehung eines Diabetes mellitus. Aber damit nicht genug: Auch Muskelschmerzen, Allergien und Überempfindlichkeitsreaktionen, sexuelle Unlust, Müdigkeit (durch Q10-Mangel), Magen-Darm-Beschwerden wie Blähungen und viele andere Probleme, die kaum jemand mit Medikamenten zur Behandlung der Blutfette in Verbindung bringt, sind genau dadurch begründet. Manche sind unangenehm, andere gefährlich und einige sogar lebensbedrohlich.

Und Schwangere dürfen bestimmte Lipidsenker überhaupt nicht einnehmen. Was meinen Sie wohl warum? Und für Sie und andere sollen sie gesund sein? Ich wäre vorsichtig und würde als erstes die Packungsbeilage genau durchlesen, meine Laborwerte überprüfen lassen und ernsthaft über eine nachhaltige Änderung meines Ernährungsverhaltens nachdenken und mich mehr bewegen. Andererseits gibt es natürlich auch Menschen, die ohne Lipidsenker nicht auskommen können und die sogar eine Art Dialyse (Cholesterin-Blutwäsche) benötigen, um überleben zu können. Nicht grundsätzlich ist es falsch, Lipidsenker einzunehmen. Aber nur 1 von 10 Patienten, der momentan Lipidsenker verordnet bekommt, benötigt diese tatsächlich. Dann wäre eine große Einsparung möglich und natürlich könnte auch vielen Nebenwirkungen damit vorgebeugt werden. Aber auch das ist nicht im Sinne der Pharmalobby und vieler Mediziner, die mit ihr verbandelt sind. Und diese Situation gibt es nicht nur in Deutschland, sondern in vielen Industrieländern der gesamten Erde. Es geht um Milliarden und dafür kann man sich viele Experten kaufen und Meinungen machen.

In den USA gab es über Jahrzehnte eine echte Cholesterinhysterie und ich habe mich bei meinen Besuchen dort immer gewundert, warum auch auf Grapefruits oder Mineralwasser ein Logo „Cholesterolfree" also cholesterinfrei angegeben war. Heute findet man in den USA häufiger den Begriff „Fatfree" (fettfrei). In Deutschland gab es eigentlich keine richtige Cholesterinhysterie. Aber Empfehlungen zur richtigen Ernährung bei sogenannten Fettstoffwechselstörungen gab es insbesondere seit Beginn der sechziger Jahre des letzten Jahrhunderts. Grund dafür war die Einführung von Diätmargarinen in Deutschland. Durch die Einführung von Medikamenten und diätetischen Produkten begann die Aufklärung über den erhöhten Cholesterinspiegel und die daraus erwachsenden Risiken. In dieser Zeit startete auch die Zeit der Missverständnisse. Das Wort Diät in Diätmargarine suggeriert bei vielen Menschen, dass dieses Streichfett beim Abnehmen hilft. Dabei hat vollfette Margarine – auch Diätmargarine – nicht deutlich weniger Kalorien als Butter. Im Rahmen der Diätverordnung steht das Wort Diät vielmehr für einen bestimmten Ernährungszweck. Diätmargarine wird ausschließlich aus cholesterinfreien pflanzlichen Fetten und Ölen hergestellt. Und der Gehalt an mehrfach ungesättigten Fettsäuren muss bei mindestens 50 Prozent liegen. Das wird mit dem Wort Diätmargarine auf der Verpackung zum Ausdruck gebracht. Diätmargarine ist praktisch frei von Transfettsäuren, auch wenn immer wieder zu hören und zu lesen ist, dass diese gefährlichen Fettsäuren in Diätmargarine vorkommen sollen. Das ist nachweislich falsch. Transfettsäuren kommen vielmehr in Margarinesorten vor, die in der Backwarenindustrie verwendet werden. Butter enthält übrigens relativ viele Transfettsäuren. Mit der Einführung von Diätmargarine begann der Kampf zwischen Agrarlobby und Margarineindustrie, der bis heute andauert. Und das Gerücht, dass ein Hühnerei gefährlich ist, denn es enthält 200 bis 300 mg Cholesterin – in Abhängigkeit vom Gewicht des Eies. Und bei 300 mg Cholesterin liegt die Schwelle, die täglich maximal aufgenommen werden soll. Diese Schwelle hat keinerlei wissenschaftliche Begründung. Irgendjemand hat es sich sozusagen ausgedacht. Sind Sie jetzt perplex? Ja, so geht es, wenn Lobbyisten am Werk sind. In der Gesundheitsbranche geht es eben nicht immer nur um Gesundheit. Aber in welcher Branche geht es schon immer ehrlich zu? Mit der Schwelle oder dem Grenzwert war das Ei automatisch eine Herzinfarktgefahr und es kam zur Warnung vor dem Hühnerei. Heute haben viele Menschen Angst vor dem Ei und denken, dass es den Cholesterinspiegel erhöht. Dabei hat kein Forscher das jemals bewiesen. Im Gegenteil: Wissenschaftliche Studien zeigen, dass der Konsum von Hühnereiern praktisch nie zu einem erhöhten Cholesterinspiegel führt. Vielmehr senkt das im Eidotter enthaltene Lecithin sogar den Cholesterinspiegel. Die wissenschaftliche Absolution hat das Ei längst erhalten. Leider hat sich das nicht überall herumgesprochen. Selbst Ernährungswissenschaftler sind oft erstaunt über die Zusammensetzung des Hühnereies. Ich habe einen Lehrauftrag an der Donau Universität im Bereich Ernährungsmedizin und konnte bei Vorlesungen immer wieder erleben, dass meine Studenten erstaunt darüber sind, dass beispielsweise das Fett im Hühnerei vorwiegend aus ungesättigten Fettsäuren besteht und die cholesterinspiegelerhöhenden gesättigten Fettsäuren nur in geringer Menge vorkommen. Das Ei ist gesund. Etwas überspitzt formuliert kann ausgesagt werden, dass die Fettsäuren in Eiern fast so gesund sind, wie die in der Diätmargarine. Aber allein der Wert 300 hat gereicht, um das Ei nachhaltig zu diskreditieren. Eigentlich müssten wir jetzt alle ein Ei essen, um unsere Vitamin- und Mineralstoffspeicher aufzufüllen. Das Ei ist praktisch durch und durch gesund. Es handelt sich beim Hühnerei um eines der besten Lebensmittel überhaupt. Eier helfen sogar beim Abnehmen, wie Studien zeigen. Und Abnehmen ist einer der wichtigsten Punkte bei der Behandlung von erhöhten Blutfettwerten. Aber natürlich gibt es auch schlanke Menschen, die unter erhöhtem Cholesterin leiden und die müssen natürlich nicht abnehmen, sondern ihre Ernährungsweise umstellen, und die Blutfette zu normalisieren. Und das ist gar nicht so schwer, wie dieses Buch zeigt.

Bitte lassen Sie sich zukünftig mindestens zweimal jährlich die Blutfette bestimmen. Wichtig ist es folgende Werte genau zu kennen: HDL, LDL und Triglyzeride. Wenn es Ihnen in der Arztpraxis zu mühsam ist, ist das heute auch schon in vielen Apotheken möglich. Das kostet nur ein paar Euro. Wenn Sie Ihre Ernährungs- und Lebensweise umstellen, können Sie nicht sofort mit Effekten rechnen. Im Gegensatz zum Triglyzeridspiegel ist der Cholesterinspiegel relativ träge. Das gilt natürlich auch für die medikamentöse Therapie. Aber nach 4 bis 6 Wochen sind erste Ergebnisse sicher nachzuweisen. Ich empfehle meinen Patienten nach 2 Monaten die Bluttfettwerte wieder messen zu lassen. Aber wenn dann die Werte normaler oder normalisiert sind, heißt das eben nicht, dass Sie in das alte Ernährungsmuster zurückfallen dürfen. Ihre Werte sind ja dann nur optimal, weil Sie an den „Ernährungsschrauben" gedreht haben. Das müssen Sie schon beibehalten. Und gesunde Gefäße und ein langes gesundes Leben sind Belohnung genug – oder?

Dieses Buch erscheint nun schon in der achten Auflage und wurde jetzt ausführlich und vollständig überarbeitet sowie erweitert. Wenn Sie Fragen oder Anregungen haben, können Sie sich gerne jederzeit gerne an mich wenden. Bitte haben Sie Verständnis dafür, dass ich mich nicht jedem Leser persönlich in einem Telefonat oder persönlichen Termin widmet kann. Ich habe insgesamt 170 Bücher herausgebracht, die in dreizehn Sprachen erschienen sind. Daher habe ich oft Nachfragen oder Erfolgsgeschichten. Aber einen Brief oder eine E-Mail können mein Praxisteam und ich in der Regel rasch beantworten. Ich freue mich, wenn ich von Ihnen höre oder Sie an einem meiner Seminare teilnehmen. In jedem Falle wünsche ich Ihnen optimale Blutfettwerte, die Sie wahrscheinlich auch ohne Medikamente erreichen können. Aber wenn Ihr Arzt Ihnen Lipidsenker verordnet nachdem die Umstellung der Ernährung und Veränderung des Lebensstils nichts oder nicht genug gebracht hat, nehmen Sie diese auch ein. Nebenwirkungen sollten Sie Ihrem Arzt immer sofort mitteilen, damit er die Medikation verändern kann. So ist neben ihrer Herz- und Gefäßgesundheit Ihr gesamter Körper optimal geschützt. Und jetzt sollten Sie erstmal einen Apfel essen, denn das Apfelpektin senkt den Cholesterinspiegel – genauer das gefährliche LDL – hervorragend. Ich freue mich, wenn Sie auf den folgenden Seiten viele interessante Informationen finden und Sie Spaß beim Nachkochen der Rezepte haben. Ich habe alle Rezepte für Sie in meiner Versuchsküche entwickelt.

Mit freundlichen Grüßen
Ihr

Dr. h.c. Sven-David Müller, MSc.

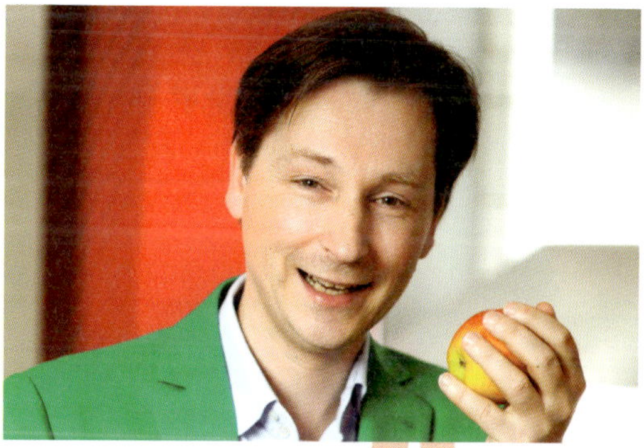

Master of Science in Applied Nutritional Medicine (Angewandte Ernährungsmedizin)
Staatlich anerkannter Diätassistent/Diätologe,
Diabetesberater der Deutschen Diabetes Gesellschaft,
Zentrum und Praxis für Ernährungskommunikation, Diätberatung und Gesundheitspublizistik (ZEK)

Geleitwort

Ein erhöhter Cholesterinspiegel im Blut, fachmedizinisch Hypercholesterinämie, zählt neben erhöhtem Blutdruck (Hypertonie), Übergewicht und Diabetes mellitus (Zuckerkrankheit) zu den Risikofaktoren für Gefäßverkalkung (Arteriosklerose) mit den möglichen Folgen eines Herzinfarktes oder Schlaganfalles. Bei dieser Fettstoffwechselstörung ergänzen in der Regel medikamentöse Therapie und richtige Ernährung einander, in vielen Fällen ist bei erhöhten Cholesterin- und/ oder Triglyzeridwerten sogar überhaupt keine medikamentöse Therapie notwendig: Häufig senkt bereits eine angepasste Ernährungsweise die Blutfette wirksam. Bei anderen Patienten ist die Ernährungstherapie Begleiter der medikamentösen Therapie. Der Cholesterinspiegel sinkt durch eine fettreduzierte und -modifizierte Ernährungsweise. Der Triglyzeridspiegel sinkt insbesondere durch eine zuckerreduzierte Kost, die reich an Omega-3-Fettsäuren ist.

Das vorliegende Buch ist übersichtlich und für den Laien verständlich geschrieben. Es vermittelt den aktuellen Stand der Ernährungsphysiologie und ist frei von überkommenen Diätvorschriften oder Dogmen. Den Phytosterinen, den ungesättigten Fettsäuren - Stichwort: mediterrane Kost - sowie den wasserlöslichen Ballaststoffen kommt in der Senkung des LDL-Cholesterins eine große Bedeutung zu. Wichtigen ernährungsmedizinischen Empfehlungen folgen zahlreiche Rezepte, die den Cholesterinspiegel wirksam senken können. Mit vielen nützlichen Tipps präsentiert der Autor ein gelungenes Konzept, moderne Ernährungsphilosophie in die Praxis umzusetzen. Der vorliegende Ratgeber kann die ärztliche Aufklärung und Therapie nicht ersetzen, er stellt aber eine wichtige Ergänzung dar. Ich wünsche dem Buch daher eine weite Verbreitung.

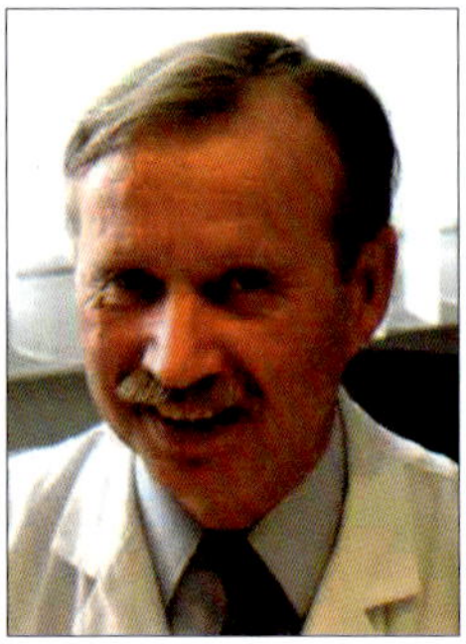

Prof. Dr. med.
Hubertus Wietholtz
Direktor der Medizinischen Klinik II (Gastroenterologie und Stoffwechselkrankheiten) am Klinikum Darmstadt

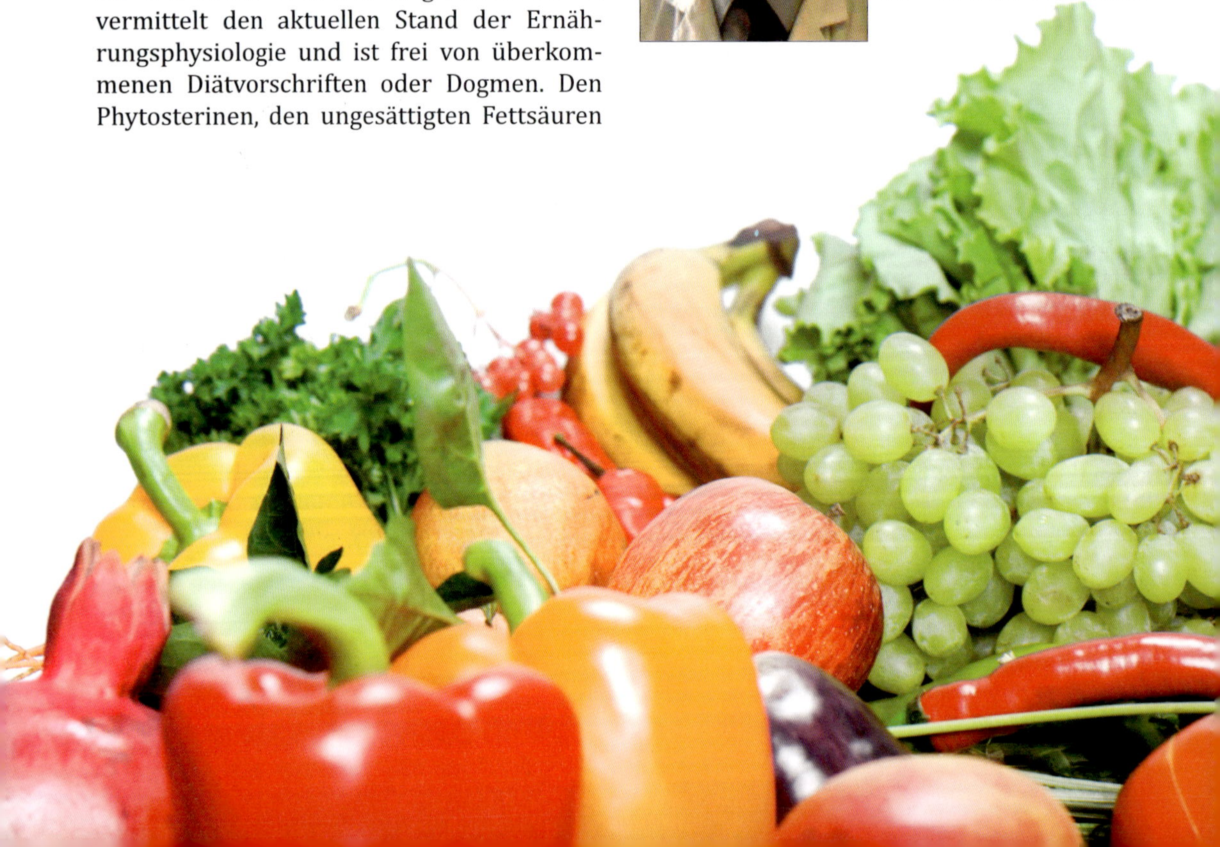

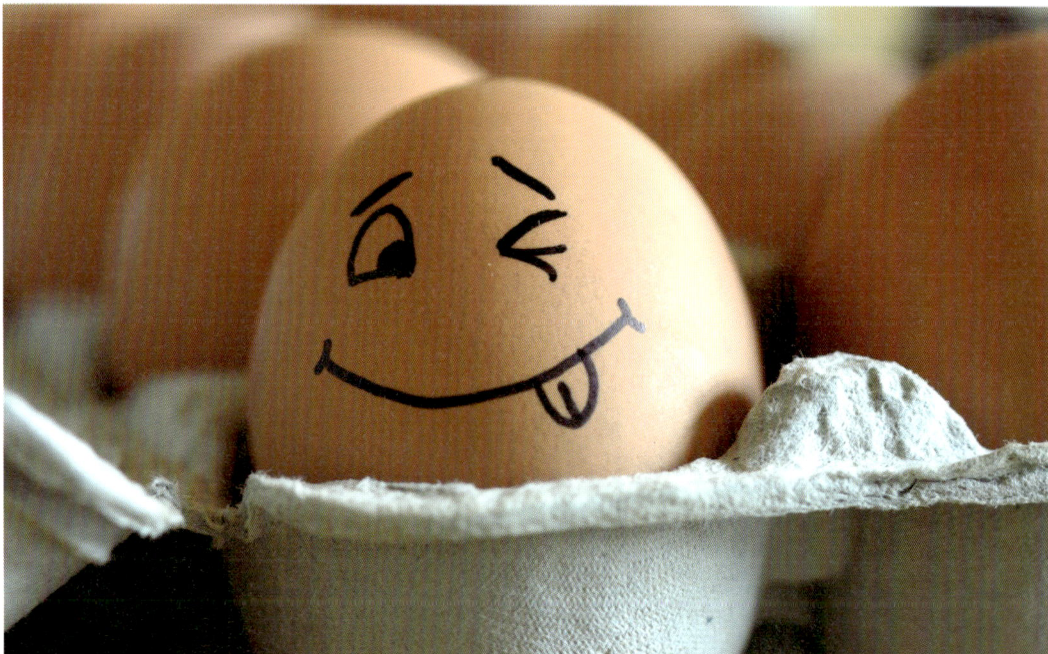

Cholesterin natürlich senken

In der Wohlstandsgesellschaft sind erhöhte Blutfettwerte zu einer „Epidemie" geworden. Sehr viele Menschen haben durch Fehl- und Überernährung, Bewegungsmangel sowie natürlich genetische Faktoren und Stoffwechselkrankheiten erhöhte oder veränderte Blutfettwerte. Dazu gehören die Cholesterinwerte HDL, LDL, VLDL und natürlich Gesamtcholesterin sowie die Triglyzeride. Erhöhte Blutfettwerte sind ein Risikofaktor für die Entstehung von Krankheiten. Dazu gehört insbesondere die Veränderung der Blutgefäße, die auch als Arteriosklerose bezeichnet wird. Und diese erhöht das Risiko der Entstehung eines Herzinfarktes, eines Schlaganfalls, von Raucherbeinen und zudem fördert sie auch die Entstehung eines Bluthochdrucks. Daher werden abnorme Blutfettwerte auch vom Arzt behandelt. Aber die Behandlung geschieht in erster Linie durch Medikamente und diese haben ein hohes Nebenwirkungspotential. Wissenschaftlich nachgewiesen ist der cholesterinspiegelsenkende Effekte von Naturstoffen und natürlich durch eine Ernährungstherapie, die leicht und lecker im Alltag umgesetzt werden kann. Bei Cholesterinwerten bis zu 350 mg/dl ist in der Regel keine medikamentöse Therapie erforderlich. Aber an einer Ernährungsumstellung verdient natürlich keine Pharmafirma etwas und das mag auch erklären, warum diese so selten empfohlen wird und warum viele Patienten hierüber kaum Aufklärung erhalten.

Aber dass die Medikamente, die zur Senkung der Blutfettwerte eingesetzt werden, ein breites Spektrum von Nebenwirkungen haben, ist nicht erst seit dem Lipobay-Skandal, der weltweite Kreise gezogen hat und Todesfälle nach sich gezogen hat, bekannt. Die sogenannten Lipidsenker, die der Arzt zur Senkung des LDL-Cholesterins oder der Trigylzeride einsetzt, können Nebenwirkungen haben, die bis zum Tode führen.

Wie wichtig sind lipidsenkende Medikamente?

Nicht erst seit dem Lipobay-Skandal haben viele Menschen Angst vor den Nebenwirkungen von Lipidsenkern. Auch wenn das entsprechende Medikament, das für einige Patienten so fatale Auswirkungen hatte, aus dem Verkehr gezogen wurde, bleiben viele Menschen zutiefst verunsichert. Ernährungsmediziner sind sich heute einig, dass Lipidsenker in den meisten Fällen überflüssig sind. Zudem haben diese Medikamente in der Tat eine Vielzahl von Nebenwirkungen. Noch bedenklicher ist jedoch, dass viele dieser Arzneimittel nur eine »Laborkosmetik« herbeiführen, denn sie senken nicht nur das schlechte LDL, sondern auch das gute HDL. Das Verhältnis der beiden Werte zueinander bleibt gleich. Die in diesem Buch beschriebenen Naturstoffe und eine »blutfettsenkende« Ernährungsweise senken das LDL und halten den HDL-Wert konstant. In vielen Fällen steigt das HDL sogar an, und das ist gut so. Treiben Sie zusätzlich zur Ernährungstherapie regelmäßig Sport, laufen Sie dem Herzinfarkt sozusagen erfolgreich davon. Nur in wenigen Fällen ist die Einnahme von Lipidsenkern erforderlich. Das trifft insbesondere zu, wenn das Gesamtcholesterin oberhalb 350 mg/dl liegt - was jedoch nur bei relativ wenigen Patienten vorkommt.

In meiner Praxis und meiner Zeit in der Fettstoffwechsel-Ambulanz an der Universitätsklinik Aachen bin ich von meinen Patienten immer wieder gefragt worden, ob es nicht auch in der Ernährungstherapie Möglichkeiten stecken, die die Blutfettwerte normalisieren können. Die Frage, ob Lipidsenker überhaupt notwendig sind, lässt sich leicht mit einem „Ja, aber" beantworten. Bei 90 Prozent der Menschen mit erhöhten Blutfettwerten sind Lipidsenker schlicht und ergreifend überflüssig. In Deutschland leiden sehr viele Menschen an erhöhten Blutfettwerten. Das zeigen auch Daten des Robert-Koch-Institutes (RKI) aus Berlin.

Häufigkeit erhöhter Gesamtcholesterinwerte bei Frauen und Männern nach Alter (in Prozent). Quelle: Bundes-Gesundheitssurvey 1998, RKI

Geschlecht/ Alter (Jahre)	Gesamtcholesterinwerte (mg/100 ml)		
	≥200	≥250	≥300
Frauen			
18 bis 19	26,4	5,4	0
20 bis 29	53,4	12,0	0,7
30 bis 39	61,5	15,2	3,4
40 bis 49	74,0	26,0	4,5
50 bis 59	89,9	50,9	13,3
60 bis 69	94,2	64,4	21,4
70 bis 79	90,9	56,5	17,6
gesamt	74,9	34,9	9,2
Männer			
18 bis 19	16,0	0,8	0
20 bis 29	41,5	9,3	0
30 bis 39	70,1	25,1	5,2
40 bis 49	83,7	40,9	11,5
50 bis 59	85,7	43,0	9,8
60 bis 69	86,9	44,3	12,8
70 bis 79	80,8	44,6	14,8
gesamt	72,6	32,2	8,3

Erschreckend ist, dass fast drei Viertel der Menschen in Deutschland einen Cholesterinspiegel von mindestens 200 mg/dl aufweisen. Dieser Wert wird oftmals als die Obergrenze angegeben. **An dieser Stelle ist es wichtig zu betonen, dass sicher nicht jeder Cholesterinwert ab 200 mg/dl gefährlich ist und gesenkt werden muss.** Andererseits ist ein Cholesterinspiegel von 195 mg/dl nicht automatisch gut. Bei der Bewertung des Cholesterinspiegels geht es vielmehr um das Verhältnis von gutem zu schlechtem Cholesterin – also von HDL zu LDL. Leider haben viele Menschen in Deutschland einen niedrigen HDL-Wert und sind damit nicht gut vor der Arteriosklerose geschützt. Das liegt insbesondere am Bewegungsmangel, da Bewegung den HDL-Wert mehr erhöhen kann als jedes verfügbare Medikament.

HDL-Cholesterin - Prävalenzen nach Geschlecht und Alter 1998									
HDL-Cholesterin Prävalenz 1	Ins-gesamt	Männer	davon im Alter von ... Jahren						
			18 bis 19	20 bis 29	30 bis 39	40 bis 49	50 bis 59	60 bis 69	70 bis 79
Stichprobe	6.735	3.281	91	521	757	630	571	471	240
in %									
≥35 mg/dl	90,4	84,1	81,5	84,6	84,6	82,7	84,9	86,2	79,3
<35 mg/dl	9,6	15,9	18,5	15,4	15,4	17,3	15,1	13,8	20,7
		Frauen	davon im Alter von ... Jahren						
			18 bis 19	20 bis 29	30 bis 39	40 bis 49	50 bis 59	60 bis 69	70 bis 79
Stichprobe		3.454	88	500	733	613	586	521	413
in %									
≥35 mg/dl		96,4	91,3	98,1	94,9	97,4	97,7	97,5	93,7
<35 mg/dl		3,6	8,7	1,9	5,1	2,6	2,3	2,5	6,3

Männer haben oftmals ein niedrigeres HDL als Frauen. Das trifft aber nur auf Frauen zu, die die Wechseljahre noch nicht erreicht haben. Bis zu dieser Lebensphase führt der bei Frauen relativ hohe Hormonspiegel (Östrogen) auch zu einem hohen HDL Spiegel. Mit Eintritt in die Wechseljahre haben Frauen diesen Schutz nicht mehr und müssen verstärkt auf ihre Blutfettwerte aufpassen. In jedem Falle sind erhöhte Blutfettwerte behandlungsbedürftig. In erster Linie sollte versucht werden, die Blutfette durch Ernährungsmaßnahmen beeinflusst werden. Der Effekt einiger Nahrungsinhaltsstoffe und Lebensmittel ist besonders deutlich und daher können diese Lebensmittel den Titel „Cholesterinkiller“ tragen. Und sie wirken ohne Nebenwirkung – zumindest ohne gefährliche, denn in der Regel sind die anderen Wirkungen auch noch gesundheitsförderlich. Sie können die Sättigung fördern und so beim Abnehmen helfen oder auch freie Radikale abfangen und somit einen Schutz vor Zellschäden bieten. Inzwischen darf Haferkleie offiziell damit werben, dass sie den Cholesterinspiegel – das LDL-Cholesterin – senkt und das diese Senkung zu einer Verminderung des Herzinfarktrisikos beitragen kann. Damit sind Haferflocken und insbesondere Haferkleie in der Lage, das Herz und die Gefäße zu schützen. Dafür hat die europäischen Gemeinschaft nach exakter Prüfung der vielen Studien, die zu diesem Thema durchgeführt worden sind, einen sogenannten Health Claim vergeben. Neben Haferkleie und weiteren Ballaststoffen (Pektin, Guar oder Plantago ovata Samenschalen) gibt es aber noch viele weitere Lebensmittelinhaltsstoffe, die den Cholesterinspiegel deutlich senken. Dazu gehören die Pflanzensterine (Phytosterine). Diese gehören zur Gruppe der sekundären Pflanzenstoffe. Einige davon senken den Cholesterinspiegel.

Sekundäre Pflanzenstoffe

Als sekundäre Pflanzenstoffe wird eine Gruppe von zahlreichen, chemisch unterschiedlichen Stoffen bezeichnet. Obwohl ihre Anzahl auf 60.000 bis 100.000 geschätzt wird, sind sie nur in geringer Menge und nur in bestimmten Pflanzen vorhanden. Etwa 100 wurden bis heute auf ihre Wirkungen untersucht. Mit einer gemischten Kost werden täglich ca. 1,5g sekundäre Pflanzenstoffe aufgenommen. Sie kommen in pflanzlichen Lebensmitteln vor und geben diesen ihre charakteristische Farbe. In der Pflanze erfüllen sie verschiedene Funktionen und dienen beispielsweise als Farbstoffe, Abwehrstoffe gegen Schädlinge oder Wachstumsregulatoren. Sekundäre

Pflanzenstoffe weisen für den Menschen eine Vielfalt gesundheitsfördernder, aber auch gesundheitsschädlicher Wirkungen auf. Sie lassen sich aufgrund ihrer Struktur und ihrer funktionellen Eigenschaften in verschiedene Gruppen einteilen. Darüber hinaus kommen noch weitere sekundäre Pflanzenstoffe hinzu, wie Chlorophyll oder Phytinsäure, die sich nicht einzelnen chemischen Gruppen zuordnen lassen.

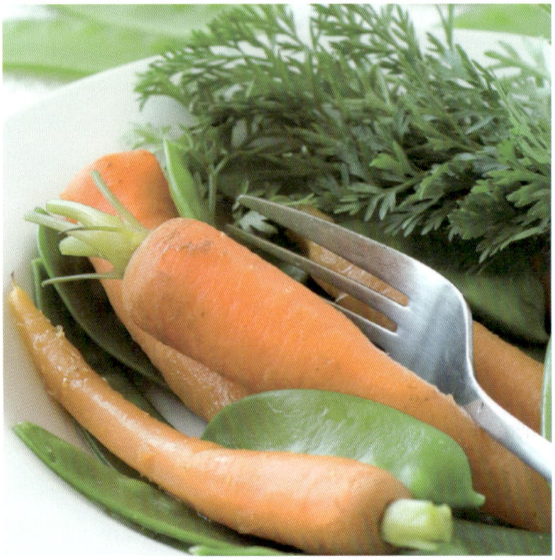

Die Hauptgruppen sind:

- *Carotinoide, Phytosterine,*
- *Glukosinolate, Polyphenole,*
- *Protease-Inhibitoren, Terpene,*
- *Phytoöstrogene, Sulfide und Saponine*

Vermutete Wirkung	**Sekundäre Pflanzenstoffe**			
	Flavonoide	Glukosinolate	Sulfide	Carotinoide / **Phytosterine**
Antioxidativ (verhindern schädliche Oxidationen)	X		X	X
Antikanzerogen (krebsvorbeugend)	X	X	X	X
Antimikrobiell (schützen vor Bakterien, Pilzen und Viren)	X	X	X	
Stärken das Abwehrsystem			X	X
Cholesterinsenkend		X	X	**X**
Entzündungshemmend	X			
Verdauungsfördernd				X
Blutzuckerregulierend	X			

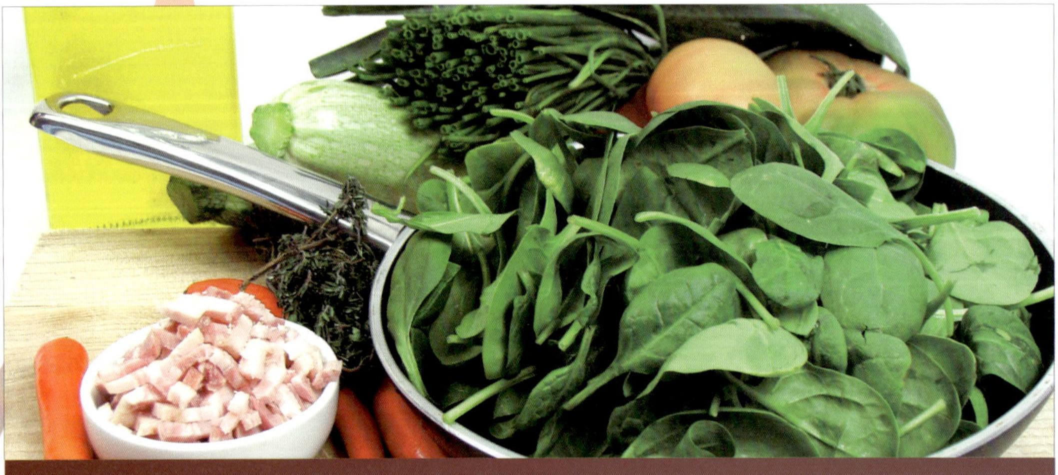

Aufteilung der Sekundären Pflanzenstoffe und ihre Wirkung im menschlichen Körper		
Hauptgruppe	Untergruppe	Wirkung im Körper (Auszug)
Carotinoide	**Sauerstoffhaltige Carotinoide (Xanthophylle):** β-Cryptoxanthin, Zeaxanthin, Lutein **Sauerstofffreie Carotinoide:** α-Carotin,Lykopin, β-Carotin	Radikalfänger, antikanzerogen, **Cholesterinsenkend**, positiv für Sehkraft
Glucosinolate	Alkylglucosinolate, Alkenylglucosinolate, Arylglucosinolate, Indolylglucosinolate	antikanzerogen, antimikrobiell, **Cholesterinsenkend**
Monoterpene	Citronellol, Geraniol, Limonen, α-Terpineol	antikanzerogen, antimikrobiell
Phytoöstrogene	Isoflavone, Lignane, Coumestane	strukturelle Ähnlichkeit körpereigenem Östrogen, antikanzerogen, antioxidativ
Phytinsäure		Positive Wirkung auf Blutglukosespiegel, antioxidativ antikanzerogen
Phytosterine	Campesterin, β-Sitosterin, Stigmasterin	ähnlich der Struktur von Cholesterin, **Cholesterinsenkend**
Polyphenole	**Phenolsäuren:** Hydroxyzimtsäure (Kaffeesäure, p-Cumarsäure), Hydroxybenzoesäure (Vanillinsäure, Salicylsäure) **Flavonoide:** Proanthocyanidine, Flavanone, Isoflavonoide, Flavon, Flavonole, Flavanol, Anthocyane	antioxidativ, schützen vor Herz-Kreislauf-Erkrankungen, entzündungshemmend, antithrombisch
Protease-Inhibitoren	α-Chymotrypsin, Elastase, Papain, Plasmin, Trypsin	antioxidativ, antikanzerogen
Saponine		antikanzerogen, **Cholesterinsenkend**
Sulfide	Allicin, Alliin	antioxidativ, antithrombisch, entzündungshemmend, **Cholesterinsenkend**

Phytosterine

Chemisch unterscheiden sich Phytosterinen vom Cholesterol durch eine zusätzliche Seitenkette. Von etwa 44 bekannten Sterinen entfallen 50% auf ß-Sitosterin. Auch Stigmasterin und Campesterin kommen häufig vor. Phytosterine sind überwiegend in fettreichen pflanzlichen Lebensmitteln wie Nüssen, Sonnenblumenkernen, Sesam-, Soja-, Maiskeim-, Raps- und nativem Sonnenblumenöl enthalten. Zudem werden Phytosterine in Form von gut fettlöslichen Sterin-Ester-Gemischen verschiedenen Lebensmitteln wie Margarinen, Brotaufstrichen, Joghurt oder Milch zugesetzt. Allerdings werden nur 5% der mit der Nahrung aufgenommenen Phytosterine resorbiert. Der Rest wird über den Stuhl wieder ausgeschieden. [1, 2]

Physiologische Wirkungen

Aufgrund der Ähnlichkeit zu Cholesterol hemmen Phytosterine im Dünndarm die Resorption von Nahrungscholesterol, wenn beide gleichzeitig mit der Nahrung aufgenommen werden. Das hat eine Senkung der Cholesterolkonzentration, insbesondere des LDL-Cholesterols im Serum zur Folge. In der Ernährungstherapie wird insbesondere das ß-Sitosterin eingesetzt. Bei einer Gabe von 5 bis 6g täglich senkt es bei Hypercholesterolämikern den Serumcholesterolspiegel um 20%. Durch eine tägliche Aufnahme von 1,5 bis 3g Phytosterine, beispielweise als Brotaufstrich, kann eine deutliche Senkung der Cholesterol- und LDL-Konzentration erreicht werden.[3] Dadurch tragen sie zu einem verringerten Risiko für Herz-Kreislauf-Erkrankungen bei. Bei einer höheren Zufuhr sind keine gesundheitsschädlichen Wirkungen bekannt. Auch bestehen Hinweise darauf, das Phytosterine, die mit der Nahrung zugeführt werden, das Risiko von Dickdarm-Krebs verändern. Durch die erhöhte Zufuhr kommt es zu einer verminderten Bildung von sekundären Gallensäuren und Cholesterolabbauprodukten im Darm.

Pflanzensterine senken das Herzinfarktrisiko

Pflanzensterine (Phytosterine) kommen in verschiedenen Lebensmitteln natürlich vor. Dazu gehören beispielsweise Sesamsamen. Aber es gibt auch Lebensmittel, denen sie zugesetzt sind. Solche Spezialprodukte mit Pflanzensterinzusatz helfen nachweislich, einen erhöhten Cholesterinspiegel zu senken. Im Supermarkt sind diese Lebensmittel erhältlich. Es gibt beispielsweise Diät-Halbfettmargarine von verschiedenen Firmen – natürlich auch bei Aldi, Lidl und anderen Supermärkten des Billigpreis-Segments. Aber es gibt auch Diätjoghurtdrinks sowie Nahrungsergänzungsmittel. Viele Menschen verwenden phytosterinhaltige Spezialprodukte und senken damit aktiv ihre Blutfettwerte.

Um eine ausreichende Wirkung zu erzielen, ist es erforderlich, täglich eine Menge von 1,5 bis 2,4 Gramm Pflanzensterinen aufzunehmen. Das ist theoretisch auch über Sesamsamen, Sesamöl oder andere Lebensmittel, die diese Fette enthalten, möglich. Die Aufnahme von rund 2 Gramm Pflanzensterinen pro Tag (1,5 bis 2,4 Gramm) senkt das LDL-Cholesterin um 7 bis 10 Prozent. Damit ist der Effekt dem eines Medikaments durchaus ebenbürtig. Das LDL kann so beispielsweise von 180 mg/dl auf 162 mg/dl normalisiert werden. Ganz ohne Medikamente und deren breites Spektrum an gefährlichen Nebenwirkungen. Durch die Umstellung auf eine fettmodifizierte Ernährung mit viel Obst und Gemüse kann eine Senkung um weitere 5 Prozent erreicht werden. Wenn Sie aber die in diesem Buch empfohlenen Maßnahmen der Ernährungsumstellung umsetzen, können Sie das LDL Cholesterin problemlos um 30 Prozent senken. Das entspricht einer LDL-Senkung von beispielsweise 183 auf 128 mg/dl. Damit sind mehr als 75 Prozent der Patienten mit erhöhten Cholesterinwerten problemlos einstellbar und benötigen keinerlei Medikamente. Nur so kann die Senkung des Cholesterins durch und durch gesund sein. Die Sicherheit von phytosterinhaltigen Produkten ist bestens belegt. Über 45 Humanstudien belegen beispielsweise die Wirksamkeit und Sicherheit von Spezialprodukten. Und mehr als 80 Studien haben bewiesen, dass Pflanzensterine signifikant den Cholesterinspiegel senken. Für die cholesterinsenkende Wirkung von Pflanzensterinen hat die Europäische Kommission einen „Health Claim" mit Bezug auf Krankheitsrisiken zugelassen. Dieser lautet: ***„Pflanzensterine senken/reduzieren nachweislich den Cholesterinspiegel. Ein hoher Cholesterinwert gehört zu den Risikofaktoren für die koronare Herzkrankheit." Medizinische Fachgesellschaften empfehlen Pflanzensterine, z. B:***

- *National Cholesterol Education Program Adult Treatment Panel III (NCEP ATP III)*
- *International Atherosclerosis Society (IAS)*
- *Guideline der European Society of Cardiology and European Atherosclerosis Society (ESC/EAS)*

Bereits seit über 10 Jahren werden Lebensmittel mit Pflanzensterinen von Ärzten und Ernährungsfachkräften in der diätetischen Behandlung von Patienten mit erhöhten Cholesterinspiegeln eingesetzt. Bei einem täglichen Verzehr von 2 Gramm Pflanzensterinen kann eine Senkung des LDL-Cholesterins von 7 bis 10 Prozent erreicht werden. Vermutungen hinsichtlich einer möglichen Erhöhung des kardiovaskulären Risikos durch mäßig erhöhte Pflanzensterinwerte im Blut, wurden durch eine aktuell veröffentlichte Meta-Analyse nicht bestätigt. Die Autoren haben systematisch alle relevanten Studien von 1950 bis 2010 recherchiert und insgesamt 17 Humanstudien eingeschlossenen (11.182 Teilnehmer). Das Ergebnis zeigt keinen Zusammenhang zwischen dem Pflanzensterinspiegel im Blut und dem kardiovaskulären Risiko. Das gilt für Campesterol und Sitosterol (die häufigsten Pflanzensterine), ausgedrückt sowohl als absolute Plasma-Konzentrationen als auch im Verhältnis zu Gesamtcholesterin. Die Autoren haben zwei Analysen durchgeführt. Zum einen wurden die Plasma-Pflanzensterin-Konzentrationen von Patienten mit kardiovaskulären Erkrankungen und gesunden Kontrollen verglichen und kein Unterschied festgestellt. Zum anderen wurden die untere und obere Terzile der gemessenen Pflanzensterinspiegel hinsichtlich des relativen Risikos für kardiovaskuläre Erkrankungen verglichen und ebenso keine Differenzen gefunden.

Pflanzensterine wirken über eine Hemmung der Cholesterinresorption im Darm und werden selber nur in geringen Mengen resorbiert (< 5 Prozent). Durch den Verzehr von Pflanzensterin-Lebensmitteln steigt die Pflanzensterin-Konzentration im Serum nur marginal (0,01 bis 0,7 mg/dl), und bleibt im Bereich der bei gesunden Menschen im Durchschnitt auftretenden Pflanzensterin-Konzentrationen von 0,4 bis 2 mg/dl. Die aktuelle Meta-Analyse bestätigt, dass zwischen diesen geringfügigen Erhöhungen und dem kardiovaskulären Risiko kein Zusammenhang besteht. Der positive Effekt durch den Einsatz von Pflanzensterinen ergibt sich durch die in vielen Studien belegte Senkung des LDL-Cholesterins von 7 bis 10 Prozent. Gemäß der Forschergemeinschaft der Cholesterol Treatment Trialists (CTT) Collaboration entspricht eine LDL-Senkung um 38,7 mg/dl einer Senkung des kardiovaskulären Risikos um 21 Prozent. Basierend auf der mittleren LDL-Senkung durch 2 Gramm Pflanzensterine pro Tag von 12,37 mg/dl kann daraus eine Risikoreduktion von 7 Prozent errechnet werden.

Der Einsatz von Lebensmitteln mit Pflanzensterinen ist Bestandteil der Empfehlungen zum Blutfettmanagement und zur Vorbeugung von kardiovaskulären Erkrankungen internationaler Fachgesellschaften. Dazu gehören z. B. die American Heart Association (AHA), das National Cholesterol Education Programme (NCEP ATPIII), die International Atherosclerosis Society (IAS) sowie die European Society of Cardiology (ESC) und die European Atherosclerosis Society (EAS). Der Verzehr von Lebensmitteln mit Pflanzensterinen wird in den aktuellen ESC/EAS Guidelines für das Management von Dyslipidämien insbesondere empfohlen für Personen mit erhöhtem LDL-Cholesterin, deren kardiovaskulläres Risiko eine medikamentöse Behandlung noch nicht zwingend erfordert. Pflanzensterin-Lebensmittel sind somit Teil der wichtigen Lifestylemaßnahmen zur Verbesserung des Lipidprofils und können eine sinnvolle Ergänzung der üblichen Maßnahmen zum Lipidmanagement sein. Sie verstärken die cholesterinsenkende Wirkung einer Ernährungsumstellung, die optimalerweise zusammen mit anderen Lifestyle-Maßnahmen der erste Schritt bei erhöhten Cholesterinwerten ist. Darüber hinaus wirken Pflanzensterine additiv zu Medikamenten (Statinen und Fibraten) und können auch hier eine zusätzliche LDL-Senkung von bis zu 10 Prozent erreichen. Wenn Sie also zukünftig Ihr Brot und Ihre Brötchen mit einer phytosterinhaltigen Margarine bestreichen, können Sie das LDL deutlich senken. Aber es gibt noch weitere Möglichkeiten, die sich gut in den Alltag integrieren lassen. Dazu gehört der tägliche Konsum von einer handvoll Mandeln. Das schmeckt gut und senkt nochmals das LDL-Cholesterin. Und hat noch weitere positive gesundheitliche Effekte. Neben den hier beschriebenen Phytosterinen senken auch Sulfide aus Lebensmitteln den Cholesterinspiegel effektiv.

Sulfide

Der Chemiker Theodor Wertheim isolierte 1844 zum ersten mal schwefelhaltige Inhaltsstoffe aus der Knoblauchzehe. Ausgehend von der lateinischen Bezeichnung für Knoblauch (Allium) benennt er das Kohlenstoffgerüst der Sulfidverbindung Allyl. Das in Knoblauch enthaltene Alliin wird durch mechanische Zerkleinerung mit dem Enzym Alliinase in Kontakt gebracht, so dass die Hauptwirksubstanz Allicin entsteht.[4] Allicin selbst ist in der intakten Knoblauchzehe nur in Spuren vorhanden. Hauptwirkstoffe des flüchtigen Knoblauchöls sind Diallyldisulfid (DADS) und Diallyltrisulfid (DATS), zusätzlich finden sich Diallylsulfid (DAS) sowie Methylallyldisulfid (MADS) und Methylallyltrisulfid (MATS). Diese flüchtigen Verbindungen entstehen bei enzymatischer oder thermischer Zersetzung aus dem instabilen Allicin. Während der Kühllagerung von Knoblauch erhöht sich der Alliingehalt.[5] Sulfide können in wasserlösliche (z.B. S-Allylcystein) und fettlösliche (z.B. Diallylsulfid) Verbindungen unterschieden werden.

Info

Vorkommen

Die schwefelhaltigen Duft- und Aromastoffe kommen vor allem in Zwiebelgewächsen wie Zwiebeln, Knoblauch[6] Schalotten, Schnittlauch und Porree vor.

Physiologische Wirkungen

Die Wirkungen von Sulfiden sind vielfältig. Sie wirken zum einen ***antikanzerogen***. Ein regelmäßiger Verzehr von Zwiebelgewächsen schützt vor Magenkrebs und möglicherweise auch vor Dickdarmkrebs. Auch eine ***antioxidative*** Wirkung wird ihnen nachgesagt. Allicin verzögert die Peroxidation von LDL-Cholesterol und schützt somit vor Arteriosklerose. Allicin ist zudem schon sehr lange für seine ***antimikrobiellen*** Effekte bekannt. Es verhindert im Magen-Darm-Trakt das Wachsen von gesundheitsschädlichen Pilzen und Bakterien. Sulfide hemmen ebenfalls Entzündungen der Atemwege und der Lunge. Sie wirken ***entzündungshemmend***. In geringem Umfang ist Allicin ***blutdrucksenkend***. Sulfide sind zudem ***verdauungsfördernd***, indem die den Speichelfluss, die Magensaftsekretion sowie die Darmbewegungen aktivieren. Da zu dem auch noch eine indirekte cholesterolsenkende Wirkung hinzukommt, kann daraus geschlossen werden, dass der Verzehr von reichlich Knoblauch und anderen Zwiebelgewächsen Fettstoffwechselstörungen vorbeugen können. Neben sekundären Pflanzenstoffen haben auch bestimmte Fischfette sowie Nüsse und Mandeln einen Einfluss auf den Blutfettspiegel.

Die positive Wirkung von Mandeln auf die Gesundheit

Mandeln sind ein wahres Allroundtalent: Im Vergleich mit anderen Nüssen haben sie Gramm für Gramm den höchsten Gehalt an Eiweiß, Ballaststoffen, Vitamin E, Kalzium, Riboflavin und Niacin. Durch ihre cholesterinsenkende Wirkung spielen Mandeln eine entscheidende Rolle für die Herzgesundheit. Kombiniert mit anderen cholesterinsenkenden Lebensmitteln und in die tägliche Ernährung integriert, erzielen sie den gleichen Effekt wie Statine. Dieser Arzneistoff wird verabreicht, um das „schlechte" LDL-Cholesterin zu senken.

Verschiedene Studien belegen den positiven Einfluss von Mandeln auf die Cholesterinsenkung. Unter Anleitung eines Ernährungsmediziners reicherten 66 kanadische Teilnehmer ein Jahr lang ihre Ernährung mit Lebensmitteln wie Mandeln an. Circa ein Drittel der Probanden hielt sich strikt an die Diät, protokollierten ihre Ernährung und unterzogen sich alle zwei Monate im Rahmen der Patiententreffen einer Blutfettmessung. Die Anfangscholesterinwerte der 60-jährigen Studienteilnehmer lagen rund 30 Prozent über dem empfohlenen Spiegel. Nach dem Studienzeitraum hatten sie ihren Cholesterinspiegel um 20 Prozent gesenkt. Der Verbesserungseffekt war ebenso gut wie bei Teilnehmern, die lipidsenkende Statine nahmen. Die Studie untermauert die allgemeinbekannte Aussage, dass die richtige Ernährung die Gesundheit verbessern kann.
Eine weitere Studie beschäftigte sich mit der Langzeitwirkung einer Ernährungsmethode, bei welcher zur Senkung des Cholesterinspiegels verschiedene herzgesunde Nahrungsmittel, z.B. Mandeln, verzehrt wurden. Bei Probanden, die sich an die Vorlage hielten, konnte nach drei Jahren ein Rückgang des „schlechten“ LDL-Cholesterins um durchschnittlich 24 Prozent festgestellt werden. Dieser Wert entspricht einer aussagekräftigen und klinisch relevanten Reduzierung.

Teilnehmer einer Untersuchung, die 16 Wochen lang zwanzig Prozent der verzehrten Kalorien aus Mandeln bezogen, konnten ihren LDL-Spiegel um neun Prozent senken. Probanden, die sich ohne die Baumnüsse ernährten, reduzierten ihren LDL-Spiegel lediglich um ein Prozent. Bei ersteren Teilnehmern stieg zudem das „gute“ HDL-Cholesterin an.
Doch nicht nur wegen ihrer cholesterinsenkenden Wirkung sind Mandeln in der Vorsorge gegen Herzerkrankungen beliebt. Weitere Faktoren sind ihre Fähigkeiten zur Verbesserung der Blutzuckerkontrolle, zur Verringerung oxidativer Schäden und zur Senkung des Triglyceridspiegels im Blut. Ein hoher Blutzucker- und Insulinspiegel kann durch eine Schädigung der Blutgefäßwände zu einem erhöhten Risiko für eine Herzerkrankung führen. Durch Mandeln wird die vom Körper freigesetzte Menge Insulin reduziert. Sie helfen den Blutzuckerspiegel nach einer Mahlzeit zu senken. Oxidiertes LDL-Cholesterin ist schlecht für das Herz: Antioxidanzien, die in Mandeln enthalten sind, können die Oxidation des LDL-Cholesterins verhindern. Ein weiterer Risikofaktor für Herzerkrankungen ist der Anstieg des Blutfettspiegels (Triglyceride) nach einer Mahlzeit. Das langsamere Freisetzen und Verdauen der Nahrungsfette senkt die Triglyceridwerte. Untersuchungen zeigten, dass der Verzehr von ganzen Mandeln zur Mahlzeit für eine langsamere Fettabgabe ins Blut sorgt. Dadurch ist der Anstieg des Triglyceridspiegels geringer.

Wer seine tägliche Ernährung mit Mandeln anreichert, kann also nicht nur auf natürlichem Weg Herzerkrankungen vorbeugen, sondern nimmt auch essentielle Nährstoffe zu sich. Beispielsweise deckt der Verzehr von einer Handvoll Mandeln 60 Prozent des Tagesbedarfs an Vitamin E.

Cholesterinspiegelsenkende Medikamente können gefährlich sein

In manchen Fällen ist es wirklich notwendig, den Cholesterinspiegel durch Medikamente zu senken. Das trifft in der Regel aber nur zu, wenn der Cholesterinspiegel über 350 mg/dl liegt. Erhöhte Triglyzeridwerte werden mit Omega-3-Fettsäuren oder Fibraten gesenkt. Fibrate senken übrigens das LDL-Cholesterin kaum. Sollten Sie zur Senkung Ihrer Cholesterinwerte Fibrate erhalten, fragen Sie Ihren Arzt, ob das für Sie wirklich richtig ist. Viele – aber bei weitem nicht alle – Menschen mit erhöhten Blutfettwerten sind übergewichtig. Übergewicht muss zuerst abgebaut werden. Oftmals normalisieren sich dadurch die Blutfette völlig. Aber es gibt natürlich auch schlanke Menschen mit erhöhten Blutfettwerten.

Die neue Epidemie: Übergewicht

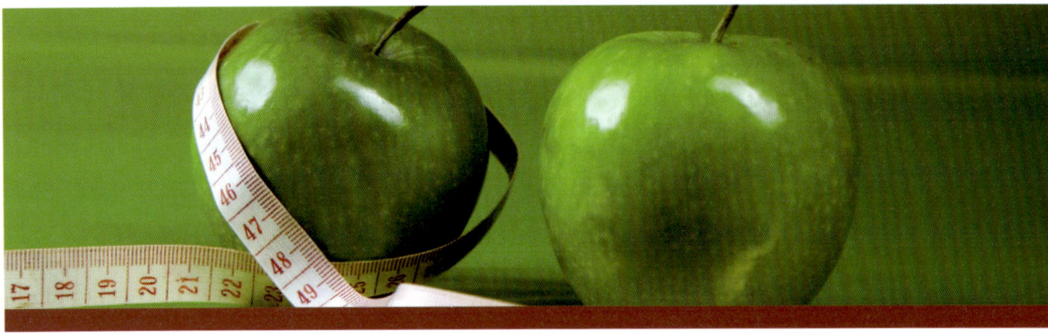

Während in vergangenen Jahrhunderten die klassischen Infektionskrankheiten und heute die Grippe immer wieder Epidemien auslöst, entwickelt sich aktuell Übergewicht und Adipositas in einem solchen Ausmaß, dass das Wort Epidemie richtig erscheint, auch wenn Übergewicht natürlich nicht durch Viren, Pilze oder Bakterien übertragen wird. Grundsätzlich scheint die Neigung zu Übergewicht aber schon übertragbar, denn in bestimmten Familien, in bestimmten Bevölkerungsgruppen oder Bildungsschichten ist Übergewicht besonders häufig. Übergewichtige leiden extrem häufig an erhöhten LDL-Cholesterinwerten. Das Essverhalten ist ein wichtiger Punkt in der Entstehung von Übergewicht und das Essverhalten wird geprägt – angesteckt – durch die Menschen in der näheren und fernen Umwelt (Stichwort Werbung, Internet und Fernsehen). Übergewicht stellt eine Gefahr für die Gesundheit dar. Bei Übergewicht sind Krankheiten wie Herz-Kreislauf-Erkrankungen, Krebs und Gelenkprobleme deutlich erhöht. Übergewicht belastet den Kreislauf und den Stoffwechsel.

Die meisten dicken Menschen in Deutschland leben in Mecklenburg-Vorpommern. Insgesamt sind die Menschen in den neuen Bundesländern dicker als die in den alten Bundesländern. In den Stadtstaaten ist Übergewicht ein weit weniger gewichtiges Problem als in den großen Bundesländern.

Fettstoffwechselstörungen

Unter den Begriff Dyslipidämie fallen die Hyper- und die ***Hypolipidämie***. Bei einer Hyperlipidämie (Hyperlipoproteinämie) sind die Lipoproteine im Serum erhöht. Die Einteilung erfolgt in primäre und sekundäre Hyperlipidämien. Primäre Hyperlipidämien sind genetisch bedingt, werden also vererbt, während sekundäre Hyperlipidämien als Folge verschiedener Erkrankungen auftreten. Bei einer ***Hypolipidämie*** (Hypolipoproteinämie) liegen erniedrigte Konzentrationen der Lipoproteine im Serum vor. Es gibt primäre (angeborene) und sekundäre Hypolipidämien, die durch Erkrankungen hervorgerufen werden. Hohe Serumtriglyzeride, hohe LDL-Cholesterinkonzetrationen im Serum und hohes Gesamtcholesterin erhöhen das Risiko für Arteriosklerose und koronare Herzkrankheit, im schlimmsten Fall Herzinfarkt. Eine hohe HDL-Konzentration im Serum senkt dagegen das Risiko. Besonders oxidiertes LDL-Cholesterin ist für die Schädigung der Gefäßwände und die Fetteinlagerung verantwortlich. Die Fette Cholesterin, Triglyzeride und Phospholipide werden als Lipoproteine im Blut transportiert. Reine Proteine (Eiweiße) haben die höchste Dichte, die mit zunehmendem Fettanteil immer weiter abnimmt. Die Lipoproteine unterscheidet man somit nach ihrer Dichte.[7]

Lipoprotein	Dichte	Bevorzugte Fette beim Transport
HDL (= high density lipoprotein) Gutes Cholesterin	Hohe Dichte, also hoher Proteinanteil und niedriger Lipidanteil	Phospholipide und Cholesterin
LDL (= low density lipoprotein) Schlechtes Cholesterin	Niedrige Dichte	Cholesterin und Phospholipide
VLDL (= very low density lipoprotein)	Sehr niedrige Dichte	Triglyzeride
Chylomikronen	Noch niedrigere Dichte als VLDL	Triglyzeride

Tabelle: Verschiedene Hyperlipidämien

Bezeichnung	Stoffwechseldefekt	Symptome	Lipid-konzentration
Familiäre Hyper-cholesterinämie	Mutation des LDL-Rezeptor-Gens, so dass das LDL nicht mehr an die Körperzellen andocken kann	Xanthome (gelbe Knoten an der Haut, besonders an der Archillessehne und den Fingermuskeln), Arcus lipoides corneae (ringförmige weißliche Trübung der äußeren Hornhaut), Xanthelasma (hellgelbe Platten im Bereich der Augenlider), Aortenstenose (Einen-gung des Ausflusskanals der Aorta)	LDL stark erhöht TG normal oder leicht erhöht
Polygene Hyper-cholesterinämie	Mehr als ein metabolischer Basisdefekt	Arcus lipoid corneae, Xanthelasma	LDL erhöht TG normal oder leicht erhöht
Familiär defektes Apolipoprotein B-100	Mutation des Apolipo-proteins B-100. Dadurch verminderte LDL-Rezeptor-Bindungsaktivität	Tendinöse Xanthome, Arcus lipoides corneae	LDL leicht bis stark erhöht TG normal oder leicht erhöht
Hyperalphalipo-proteinämie	Bei einem Teil der Patienten Defekt des Cholesterinesterase-transferproteins	Beim Defekt: Hornhauttrübungen, erhöhtes Risiko für KHK	HDL stark erhöht (vermindert das Risiko einer KHK und verlängert die Lebenserwartung)
Familiäre Hypertriglyzeri-dämie	unbekannt	Eruptive Xanthome (rasches Aufschießen von gelben Knoten besonders an Ellenbogen und Gesäß), Lipaemia retinalis (milchig-weißliche Verfärbung der Gefäße am Augenhintergrund), Hepatosplenomegalie (Leber- und Milzvergrößerung), Pankreatitis	VLDL erhöht LDL normal TG mittelstark erhöht HDL vermindert
Chylomikron-ämie-Syndrom	Lipoproteinlipase-Mangel oder Apo-C-II-Mangel	Eruptive Xanthome, Lipaemia retinalis, Hepa-tosplenomegalie, Pankreatitis	Chylomikronen im Blut nach 12-stündiger Nüchternheit TG stark erhöht Cholesterin normal oder leicht erhöht
Familiäre kombinierte Hyperlipidämie	Gesteigerte Bildung von Apolipoprotein B. Charak-teristisch sind intraindivi-duelle und interfamiliäre Schwankungen im Hyperlipidämiemuster	Arcus lipoides corneae, Xanthelasma	LDL normal oder leicht bis mittelstark erhöht TG normal oder leicht bis mittelstark erhöht

Frederickson und Levi unterscheiden die Hyperlipidämien in 5 Typen, die verschiedene Blutfettwerte, Symptome und Risiken aufweisen: [8]

Die fünf Typen der Hyperlipidämien nach Fredrickson

Typ	Häufigkeit in %	Lipoproteinmuster	Plasma	Lipidkonzentration	Symptome	Arterioskleroserisiko
I.	extrem selten	Hyperchylomikronämie	milchig trüb	Triglyzeride ↑↑ Cholesterin normal oder ↓	Hepatosplenomegalie, eruptive Xanthome, abdominelle Koliken	gering
II. a b	10-15 22-25	LDL vermehrt LDL+VLDL vermehrt	normal	Triglyzeride ↑↑ Cholesterin ↑↑ Triglyzeride ↑ Cholesterin ↑↑	Xanthome, arteriosklerotische Gefäß-veränderungen	sehr groß
III.	1-5	atypisches LDL+VLDL	klar oder trüb	Triglyzeride ↑↑ Cholesterin ↑↑	Xanthome, arteriosklerotische Gefäßveränderungen	sehr groß
IV.	50-60 (-80)	VLDL vermehrt	klar oder trüb	Triglyzeride ↑	Xanthome, Hepatosplenomegalie, Diabetes mellitus, Pankreatitis	groß
V.	1-5	Hyperchylomikronämie	trüb	Triglyzeride ↑↑ Cholesterin ↑	Xanthome, abdominelle Koliken	gering

Primäre Hypolipidämien[9]

Bezeichnung	Stoffwechseldefekt	Symptome	Lipid-Konzentrationen
Abeta-lipoproteinämie	Fehlen der Apolipoproteine B-100 und B-48. Dadurch keine Chylomikronen- und VLDL-Bildung möglich und als Folge Mangelzustände der fettlöslichen Vitamine A, E und K. Vitamin D hat ein eigenes Transportprotein im Blut	Retinopathia pigmentosa (Engstellung der Netzhautgefäße, Untergang der nervalen Elemente der Netzhaut und Ablagerung von Pigment), Akanthozyten (Stechapfelform der Erythrozyten), Steatorrhoe (Durchfall), evtl. Ataxie (Störung der Bewegungskoordination) und Areflexie (Fehlen aller oder einzelner Reflexe), gelblich verfärbtes Duodenum mit Fetteinlagerung in den Dünndarmmukosazellen	Extreme Hypocholesterinämie, Hypotriglyzeridämie, Fehlen von Chylomikronen, VLDL, LDL
Hypobeta-lipoproteinämie	Mangel an Apolipoprotein B	Selten, evtl. Ataxie und Polyneuropathie (Erkrankung peripherer Nerven)	Erniedrigtes LDL, normales HDL, evtl. Hypocholesterinämie und Hypotriglyzeridämie
Analphali-poproteinämie (Tangierkrankheit)	Fehlen des Lipoprotein A-I Dadurch HDL-Mangel, wodurch damit der Cholesterinrücktransport nicht mehr stattfinden kann und die Cholesterinester werden in Organen abgelagert	Vergrößerung und gelborange Verfärbung der Tonsillen (lymphoretikuläres Gewebe im Bereich des Übergangs der Mund- und Nasenhöhle in den Pharynx), Splenomegalie (Vergrößerung der Milz), Schaumzellen	Hypocholesterinämie, normale oder erhöhte Triglyzeridwerte, HDL-Mangel
Hooft-Syndrom (familiäre Hypo-lipidämie)	Unklar	Hautveränderungen, tapetoretinale Degeneration (Mangelhafte Versorgung der Netzhaut, die bis zur Erblindung führen kann), Leukonychie (Weißfärbung der Nägel)	Erniedrigte Konzentration aller Lipoproteine, Hypocholesterinämie, Hyperphoshatämie

Ursachen

Primäre Hyperlipidämien sind genetisch bedingt. Die Ursachen für sekundäre Hyperlipidämien sind verschiedene Erkrankungen wie beispielsweise Diabetes mellitus, gestörter Galleabfluss (Cholestase), Hypothyreose (Unterfunktion der Schildrüse und unzureichende Versorgung der Körperzellen mit Schilddrüsenhormonen), Übergewicht/Adipositas, Pankreatitis, chronische Niereninsuffizienz, nach Alkoholkonsum, fettreicher Mahlzeit, durch Medikamente (Kontrazeptiva, Diuretika, Anabolika und andere)[10]. Primäre Hypolipidämien sind angeboren. Sekundäre Hypolipidämien können beispielsweise durch Hunger, Malabsorptionssyndromen, Hyperthreose (Überfunktion der Schilddrüse mit erhöhter Produktion und Sekretion der Schilddrüsenhormone) und Lebererkrankungen entstehen. [11]

Therapie von Fettstoffwechselstörungen

Die Therapie der ***primären Hyperlipidämie*** hängt vom Schweregrad ab. Zuerst sollte eine Therapie ohne Medikamente stattfinden. Dazu gehört eine Beseitigung der Risikofaktoren (wie Übergewicht, Rauchen, Bluthochdruck, Bewegungsmangel) und eine Ernährungsumstellung (siehe Ernährungstherapie ab nächster Spalte). Erst wenn dadurch nach 3 bis 6 Monaten keine Besserung auftritt, sollten Medikamente eingenommen werden. Bei extrem hohen Ausgangswerten der Lipoproteine im Blut und hohem Gesamtrisiko sollten auch zu Therapiebeginn Medikamente eingesetzt werden. Eine Ernährungstherapie zur Unterstützung ist aber in jedem Fall notwendig. Bei der ***sekundären Hyperlipidämie*** erfolgt zunächst die Behandlung der Grunderkrankung. Es sollte aber bei bestehendem Übergewicht eine Gewichtsreduktion erfolgen. Eventuell sind Lipidsenker oder Plasmapherese (Austausch von bestimmten Plasmabestandteilen, beispielsweise mit Entfernung von LDL-Cholesterin mittels „Cholesterinblutwäsche") nötig. [12]

Ernährungstherapie im Überblick

An oberster Stelle steht die Reduktion von ***Fett*** und die Modifikation des Fettsäuremusters. Eine erhöhte Serumcholesterinkonzentration und ischämische Herzerkrankungen werden von einem hohen Fettverzehr mit gesättigten Fettsäuren gefördert. Einfach und mehrfach ungesättigte Fettsäuren senken die Serumcholesterinkonzentration. ***Omega-3-Fettsäuren***, besonders die Eicosapentaensäure (reichlich im Fett von Kaltwasserfischen wie Hering enthalten) und die α-Linolensäure (in Pflanzenölen wie Raps-, Lein- oder Walnussöl enthalten), die in Eicosapentaensäure umgewandelt werden kann, haben einen schützenden Effekt. Sie wirken der Arteriosklerose durch Senkung der Serumtriglyzeride, LDL- und VLDL-Konzentration, Verminderung des Blutdruckes und der Thrombozytenaggregation entgegen. Transfettsäuren, die das Gesamt- und LDL-Cholesterin erhöhen und das HDL-Cholesterin senken, und gesättigte Fettsäuren sollten gegen einfach und mehrfach ungesättigte Fettsäure eingetauscht werden. Eine Einschränkung des ***Nahrungscholesterins*** auf 200 bis 300 mg ist sinnvoll. Zwar lässt sich dadurch das Serumcholesterin nur wenig senken, aber ein niedriger Verzehr von cholesterinreichen Nahrungsmitteln (nur in tierischen Produkten wie Fleisch, Wurst, Butter, und andere) geht auch mit einer Reduktion von gesättigten Fettsäuren einher. ***Eier*** sind, entgegen der früheren Annahme, gefahrlos. Ein Eigelb enthält zwar fast die gesamte Tagesration an Cholesterin, dies kann aber nicht vollständig vom Körper aufgenommen werden, da das enthaltende Lecithin die Aufnahme vermindert. Außerdem sind Eier ernährungsphysiologisch sehr wertvoll, denn sie enthalten hochwertiges Eiweiß, etliche Vitamine und Mineralstoffe sowie ein- und mehrfach ungesättigte Fettsäuren. Optimal als Streichfett sind Diätmargarine oder Spezialprodukte mit Phytosterinanreicherung.

Fettsäurezusammensetzung von Streichfetten (in % bezogen auf den Fettanteil)		
	Butter	Diätmargarine
Mehrfach ungesättigte Fettsäuren	1 - 3	50 - 60
Einfach ungesättigte Fettsäuren	16 - 33	20 - 30
Gesättigte Fettsäuren -> C 4 - C10 -> C12 - C16 -> C18 - C24	44 - 71 9 - 13 35 - 58 6 - 13	15 - 25 bis 2 8 - 15 8 - 15
trans-Fettsäuren	2 - 7	0-0,8

Eine Verringerung des Risikos für koronare Herzkrankheiten bewirkt auch ein hoher Kohlenhydratanteil (mindestens 50 Prozent der Gesamtenergie) mit vielen ***komplexen Kohlenhydraten*** und ***Nahrungsfasern*** in der Nahrung. Die wasserlöslichen Nahrungsfasern, insbesondere Plantago ovata Samenschalen, senken die Serumcholesterinkonzentration stärker als die wasserunlöslichen Nahrungsfasern (beispielsweise aus Weizenkleie). Die wasserlöslichen Nahrungsfasern binden im Darm Gallensäuren und scheiden sie mit dem Stuhl aus. Daher müssen die Gallensäure neu hergestellt werden, wozu Cholesterin herangezogen wird. Dadurch sinkt der Cholesterinspiegel. Zusätzlich werden Nahrungsfasern im Dickdarm von Darmbakterien vergoren, wobei die kurzkettigen Fettsäuren Acetat, Propionat und Butyrat entstehen. Diese werden teilweise resorbiert, zur Leber befördert und hemmen dort die Bildung von Cholesterin. ***Zucker*** und zuckerhaltige Nahrungsmittel sowie ***Zuckeraustauschstoffe*** (beispielsweise Fruktose, Xylit) erhöhen die Triglyzeridbildung und sollten vermieden werden. Eine hohe Zufuhr an ***Antioxidanzien***, insbesondere Vitamin E, C, Carotinoide und Flavonoide (beispielsweise in Äpfeln, Zwiebeln, Traubensaft enthalten), schützt das LDL-Cholesterin vor Oxidation. Oxidiertes LDL-Cholesterin wandelt Makrophagen in Schaumzellen um, die zu Arteriosklerose führen. ***Knoblauch*** vermag das Gesamtcholesterin und die Serumtriglyzeride zu senken. Außerdem hat er gefäßerweiternde und blutdrucknormalisierende Eigenschaften. Knoblauch vermindert die Thrombozytenaggregation und erhöht die Fibrinolyse. Ungefilterter ***Kaffee*** erhöht den Cholesterinspiegel, wofür die Diterpene Cafestol und Kahweol verantwortlich sind. Die Diterpene sind mit 1 bis 2 mg/ l in ungefiltertem Kaffee und mit etwa 10 mg/ l in Filterkaffee enthalten. Deswegen sollte Filterkaffee bevorzugt werden. ***Phytosterine***, die in pflanzlichen Lebensmitteln enthalten sind und die der Struktur und der Funktion des Cholesterins aus tierischen Nahrungsmitteln ähneln, senken bei einer Aufnahme von 1,5 bis 2,4 g das Gesamtcholesterin um 7 bis 10 Prozent. Auch sekundäre Pflanzenstoffe aus Soja vermögen das Cholesterin zu senken. Eine ***mediterrane oder vegetarische Kost*** wirkt sich positiv aus. Sie enthalten ein günstiges Fettsäuremuster (wenig tierisches Fett mit gesättigten Fettsäuren und viel pflanzliches Fett, vor allem viele einfach- und mehrfach ungesättigte Fettsäuren aus Pflanzenölen). Zudem besteht bei beiden Kostformen ein hoher Verzehr an Gemüse, Obst und Vollkorngetreideprodukten, die reichlich Nahrungsfasern, Antioxidanzien, sekundäre Pflanzenstoffe und pflanzliche Proteine liefern. Pflanzliche Proteine (beispielsweise Sojaprotein) verfügen über einen cholesterinspiegelsenkenden Effekt.[13] [14] Die Fettaufnahme in Deutschland liegt deutlich über den Empfehlungen. Viel wichtiger ist aber, dass die falschen Fette aufgenommen werden. Der Konsum gesättigter Fettsäuren ist viel zu hoch. Eine Reihe der gesättigten Fettsäuren erhöht den Cholesterinspiegel. Daher sollte ihre Zufuhr eingeschränkt werden.

Weniger Übergewicht heißt weniger Risiko

Menschen, die einen zu hohen Body-Mass-Index haben, sollten langsam, aber dauerhaft abnehmen. Während einer Gewichtsreduktion, insbesondere bei Crashdiäten oder Fastenkuren, steigt der Cholesterinspiegel an, da viele Zellen und damit auch die cholesterinhaltigen „Zellwände" abgebaut werden. Nach einer gewissen Phase sinkt der Cholesterinspiegel dann aber wieder. Eine Gewichtsreduktion ist bei Übergewichtigen die beste Methode, um das Herz-Kreislauf-Risiko zu minimieren. Wenn Sie langsam, aber kontinuierlich abnehmen und dabei regelmäßig Sport treiben, werden Sie sich bald wie neugeboren fühlen!

Gesunde Ernährung – oft die beste Medizin!

Unsere Ernährungsweise hat einen deutlichen Einfluss auf die Blutfette. Um einer Arteriosklerose sowie Folgeerkrankungen vorzubeugen, sollten Sie auf möglichst fettreduzierte, ballaststoffreiche Ernährung achten. Das heißt: Sehr fetthaltiges und nährstoffarmes Essen wie Fast Food oder Fertiggerichte sollten möglichst tabu immer sein!

Essen Sie cholesterinbewusst!

Die erste Maßnahme nach der Diagnosestellung »erhöhte Blutfette« ist immer eine Ernährungsumstellung. Dabei verordnet der Arzt noch keine Medikamente. Erst nach drei Monaten überprüft er die Blutfettwerte und stellt fest, ob die Einnahme von Lipidsenkern überhaupt noch notwendig ist. In der Regel ist dies nicht der Fall. Folgendes sollten Sie bei einer Ernährungsumstellung beachten:

Info

Bitte achten Sie darauf:
Diätetische Maßnahmen müssen lebenslang eingehalten werden!

Kohlenhydrate - am gesündesten in Verbindung mit Ballaststoffen

Kohlenhydrate haben keinen Einfluss auf den LDL-Spiegel, sie erhöhen aber die Triglyzeride. Das trifft insbesondere auf Zucker, zuckerhaltige Lebensmittel, aber auch mit Zuckeraustauschstoffen (z.B. Fruchtzucker) hergestellte Produkte zu. Süßstoffe enthalten keine Kohlenhydrate und haben keinerlei Einfluss auf den Cholesterin- oder Triglyzeridspiegel. Wasserlösliche Ballaststoffe (insbesondere Plantago-ovata-Samenschalen, siehe Seite 29) senken den Cholesterinspiegel, außerdem binden Ballaststoffe in geringen Mengen Fett.

Info

Ballaststoffreiche Lebensmittel – dazu zählen vor allem Obst, Gemüse, Salate und Vollkornprodukte sind wahre Satt- und Schlankmacher.

Eiweiß - bevorzugen Sie die pflanzliche Form

Eiweiß, in der Fachsprache Protein genannt, hat keinen direkten Einfluss auf den Cholesterin- und Triglyzeridspiegel. Beachten Sie jedoch, dass viele eiweißreiche Lebensmittel auch gleichzeitig fettreich sind und dass tierische Produkte (außer Fisch) auch reichlich gesättigte Fettsäuren enthalten. Bei erhöhtem Cholesterinspiegel führen der Ersatz von tierischem Eiweiß durch Sojabohneneiweiß und die zusätzliche Gabe von Sojaeiweiß zu einer deutlichen Verringerung des LDL-Cholesterins.

Info

Die durchschnittliche Eiweißzufuhr liegt in Deutschland bei fast 100 Gramm und damit fast doppelt so hoch, wie Ernährungsexperten empfehlen!

Fette - mit Vorsicht zu genießen!

Fett macht nicht nur fett, es erhöht auch die Blutfettwerte. Meist nehmen wir zu viel gesättigte Fettsäuren aus tierischen Produkten und zu viel schädliche Transfettsäuren aus frittierten Produkten auf. Ein- und mehrfach ungesättigte Fettsäuren sind wichtig zur Senkung der Blutfettwerte.

Info

Wussten Sie, dass die tägliche Fettaufnahme in Deutschland mindestens 20 Prozent über der von Experten empfohlenen Menge liegt?

Omega-3-Fettsäuren senken insbesondere die Triglyzeride. Die Eigenschaften von Fetten aus der Nahrung und jenen im menschlichen Stoffwechsel werden durch ihre Fettsäurezusammensetzung bestimmt. Fettsäuren lassen sich nach ihrem Grad der Sättigung in gesättigte, einfach ungesättigte und mehrfach ungesättigte Fettsäuren unterteilen (mehr dazu auf Seite 27).

Vitamine und Mineralstoffe

Der Körper kann Vitamine und Mineralstoffe nicht selbst herstellen, daher ist er auf die tägliche Zufuhr angewiesen. Zur Vorbeugung gegen Arteriosklerose tragen Vitamine und Mineralstoffe nur wenig bei. Um einen zu hohen Homocysteinspiegel zu verhindern, sollten Sie auf eine ausreichende Folsäure- und Vitamin-B6-Zufuhr achten. Setzen Sie deshalb oft grünes Gemüse, das reich an Folsäure ist, auf den Speiseplan! In Studien hat sich gezeigt, dass es durch die Zufuhr von Chrom zur Erhöhung des HDL kommt. Zink schützt das HDL gleichzeitig vor der schädlichen Oxidation. Da organische Zinkverbindungen wie Zinkhistidin eine hohe Bioverfügbarkeit haben, sollten Sie diese einnehmen.

Richtig trinken

Getränke haben nur selten Einfluss auf die Blutfette. Zuckerreiche Getränke wie Limonade oder Cola erhöhen jedoch die Triglyzeride im Blut. Das trifft auch auf Fruchtsaftgetränke und Fruchtnektar zu. Selbst der natürliche Zuckergehalt in Fruchtsäften kann zur Erhöhung der Triglyzeridwerte beitragen. Die tägliche Flüssigkeitsaufnahme sollte zu einem großen Teil aus Mineralwasser bestehen und bei rund zwei Litern liegen.

Kaffee

Es besteht kein Zusammenhang zwischen dem Genuss von Filterkaffee und der koronaren Herzkrankheit. Wenn Kaffee mit Filter zubereitet wird und das kochende Wasser nicht längere Zeit auf dem Kaffeemehl steht, ist mit keiner den Cholesterinspiegel erhöhenden Wirkung zu rechnen. Die Weltgesundheitsorganisation (WHO) empfiehlt, nicht mehr als vier Tassen Kaffee täglich zu trinken - das entspricht einem halben Liter Kaffee.

Alkohol - in Maßen genießen

Prinzipiell ist Alkohol ein Giftstoff, der im Übermaß getrunken zu vielen Krankheiten führen und gleichzeitig süchtig machen kann. Alkohol erhöht erwiesenermaßen die Triglyzeride im Blut. In einigen Studien wurde jedoch nachgewiesen, dass Menschen, die keinen Alkohol trinken, eine höhere Sterblichkeit haben als Menschen, die täglich geringe Alkoholmengen zu sich nehmen. Das liegt insbesondere daran, dass Alkoholika den HDL-Spiegel erhöhen. Empfehlenswert ist aus ernährungsmedizinischer Sicht das täglich zum Essen in entspannter Atmosphäre getrunkene halbe Glas Weiß- oder besser Rotwein - das entspricht 125 Milliliter (1/8 Liter). Der Konsum von Alkohol sollte jedoch immer mit dem Arzt besprochen werden!

Info

Vorsicht: Zu viel Alkohol erhöht den Blutdruck und damit auch das Risiko, einen Herzinfarkt oder Schlaganfall zu erleiden! Hochprozentige Alkoholika sollten prinzipiell gemieden werden.

Die durchschnittliche Fettzufuhr liegt bei uns über den Empfehlungen von 30 bis 35% der Energiezufuhr. Männer nehmen im Durchschnitt 36,4 und Frauen 36,1% Fett täglich auf. Die durchschnittliche Aufnahme an gesättigten Fettsäuren beträgt bei den Männern 14,6% (Frauen: 14,7%), die Zufuhr an einfach ungesättigten Fettsäuren liegt bei Männern bei 13,6% (Frauen: 13,3%) und 5,8% beträgt der aufgenommene Anteil der mehrfach ungesättigten Fettsäuren der Männer (Frauen: 5,6%).[15]

Mittlere tägliche Nahrungsfettaufnahme in der BRD im Vergleich mit den DGE-Empfehlungen

	Männer	Frauen	DGE
g Fett, davon	117,2	92,0	80,0
- % gesättigte Fettsäuren	47,0	47,0	33,3
- % einfach ungesättigte Fettsäuren	39,0	39,0	33,3
- % mehrfach ungesättigte Fettsäuren	14,0	14,0	33,3
g Linolsäure	12,1	9,8	10,0
g Linolensäure	1,8	1,5	1,0

Fettaufnahme im IST-/SOLL-Vergleich

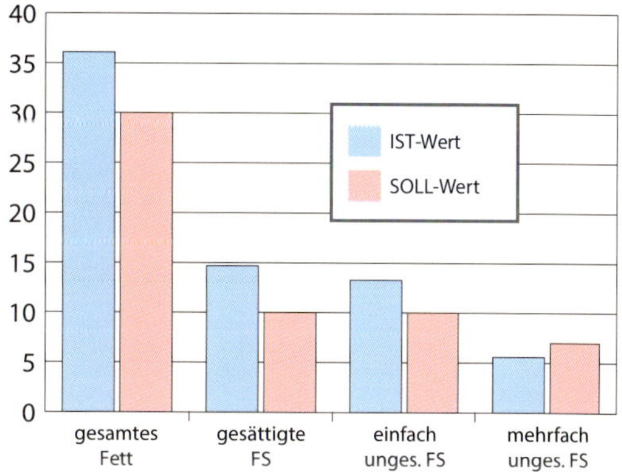

Nach der Vera-Studie nehmen Männer 117,2g Fett/Tag und Frauen 92,0g auf. Bei beiden Geschlechtern fällt ein Anteil von 47% auf gesättigte Fettsäuren, 39% auf einfach ungesättigte Fettsäuren und 14% auf mehrfach ungesättigte Fettsäuren an. Wer bei Fett in erster Linie an Butter, Margarine und Öl denkt, liegt falsch, denn den höchsten Anteil unserer täglichen Fettaufnahme erreichen wir über Fleisch- und Wurstwaren. Hier gilt es zu sparen. Aber nicht an Fleisch- und Wurstwaren insgesamt, sondern vielmehr an fettreichen Fleisch- und Wurstwaren. Leckerer Schinken ist fettarm und daher bestens für Sie geeignet. Aber auch Milchprodukte sind oftmals fettreich und zudem liefert er wie Fleisch und Wurstwaren insbesondere gesättigte Fettsäuren. Fettarm sind beispielsweise aromatischer Harzer Käse, fettarmer Kochkäse, Hüttenkäse oder Magerquark.

Fettaufnahme

Versteckte und sichtbare Nahrungsfette	
Fleisch- und Wurstwaren	26,9 g
Speisefette und Öle	19,4 g
Butter	17,1 g
Milch und Milchprodukte	16,0 g
Fleisch	13,2 g
Brot und Backwaren	10,2 g
Eier	4,2 g
Süßwaren	3,7 g
Fisch und Fischwaren	1,4 g
Nährmittel	1,4 g
Sonstiges (Gemüse, Obst, Nüsse)	3,7 g
Gesamt:	117,2 g

Mittlere tägliche Aufnahme von gesättigten und mehrfach ungesättigten Fettsäuren in Gramm pro Tag - Männer		
	gesättigte Fettsäuren (g/Tag)	mehrfach unges. Fettsäuren (g/Tag)
Fleisch-und Wurstwaren	10,36	2,22
Speisefette und Öle	6,28	5,20
Butter	10,30	0,65
Milch und Milchprodukte	9,49	0,62
Fleisch	5,07	1,17
Brot und Backwaren	3,71	1,62
Eier	1,41	0,64
Süßwaren	3,7	0,78
Fisch und Fischwaren	0,29	0,26
Nährmittel	0,30	0,39
Sonstiges (Gemüse, Obst, Nüsse)	0,53	0,71

Bei vermindertem HDL-Cholesterin sollte die Ernährung wie bei der Behandlung von Hyperlipidämie sein. Diese Kost senkt die Konzentration von LDL-Cholesterin und Triglyzeriden im Serum. Denn wenn ein niedriges Gesamtcholesterin vorliegt, gilt eine niedrige HDL-Cholesterinkonzentration als unbedenklich.[16] Außerdem sollte Sport getrieben werden, denn dadurch erhöht sich das HDL-Cholesterin.

Fettbedarf

Fett wird neben der Energiegewinnung zur Deckung der unentbehrlichen Fettsäuren und für die Aufnahme der fettlöslichen Vitamine benötigt. Die Empfevhlung für die Fettzufuhr lautet 30 bis 35% der Energiezufuhr für Erwachsenem. Eine streng fettarme Kost ist bei erhöhten Blutfettwerten nicht sinnvoll. Sie kann nicht ausreichend hochwertige mehrfach ungesättigte Fettsäuren zuführen und damit nicht zur Senkung der erhöhten Blutfette beitragen. Bei gesteigerter körperlicher Aktivität, in der Schwangerschaft oder der Stillzeit kann die Fettzufuhr auf mehr als 35% betragen. Auch bei Kindern sollte die Fettzufuhr höher liegen. Zuviel Fett in der Ernährung begünstigt eine zu hohe Energieaufnahme und in Folge davon Übergewicht und, bei zu reichlich gesättigten Fettsäuren und Transfettsäuren, erhöhte Blutfettwerte. Die letzten beiden stellen Risikofaktoren der koronaren Herzkrankheit dar. Der tägliche Fettbedarf in Gramm lässt sich mit einer Formel berechnen:[17]

$$\text{Fettmenge [g]} = \frac{\text{\% Anteil der Fettzufuhr}}{100} \times \frac{\text{Energiebedarf}}{9}$$

Beispiel: Der prozentuale Anteil der Fettzufuhr soll bei 35 liegen und der tägliche Energiebedarf liegt bei 2000 kcal pro Tag. Die 9 in der Formel steht für 9 kcal, die in 1g Fett enthalten sind.

$$\frac{35}{100} \times \frac{2000}{9} = \text{78 g Fett pro Tag}$$

Tabelle 21: Empfohlene Fettzufuhr[18]	
Gesättigte Fettsäuren	Maximal 10% der Gesamtenergiezufuhr, besser 5 bis 8%
Einfach ungesättigte Fettsäuren	Mehr als 10% der Gesamtenergiezufuhr.
Mehrfach ungesättigte Fettsäuren	Etwa 7% der Gesamtenergiezufuhr und bis zu 10%, wenn die Zufuhr der gesättigten Fettsäuren über 10% liegt, damit einem Anstieg der Plasmacholesterolkonzentration entgegengewirkt wird. Dabei sollte das Verhältnis von ω-6-Fettsäure zu ω-3-Fettsäure 5 : 1 betragen. Die empfohlene Mindestzufuhr beträgt für ω-6-Fettsäuren 2,5% und für ω-3-Fettsäuren 0,5% der Energiezufuhr. Das ergibt bei einem Energieverbrauch von 2400 kcal einen Bedarf von 6,8g ω-6-Fettsäuren und 1,3g ω-3-Fettsäuren.
Transfettsäuren	Sie sollten weniger als 1% der Gesamtenergiezufuhr ausmachen.
Cholesterol	Die exogene Cholesterolzufuhr sollte < 300mg täglich sein.[19]

Omega-3-Fettsäuren senken die Triglyzeride

Oftmals nehmen Menschen mit erhöhten Cholesterinwerten Omega-3-Fettsäuren (Fischölkapseln) ein. Dabei senken diese in erster Linie die Triglyzeride. Den größten Einfluss haben marine Omega-3-Fettsäuren auf die Triglyzeride. Der Triglyceridgehalt im Blut wird dabei umso stärker vermindert, je höher der Ausgangswert ist. Verschiedene Studien zeigen eine Senkung der Triglyceridwerte im Blut um 20 bis 30 Prozent. Auch auf den Cholesteringehalt im Blut haben Omega-3-Fettsäuren einen positiven Einfluss, der allerdings nicht so eindeutig ist wie bei den Triglyceriden. Das Gesamtcholesterin wird nur wenig gesenkt, viel wichtiger ist dabei aber der Einfluss der Omega-3-Fettsäuren auf die Unterfraktionen VLDL, LDL und HDL-Cholesterin. Die Konzentration des LDL-Cholesterins wird gesenkt, während das HDL-Cholesterin in seiner Konzentration zunimmt. Am effektivsten sind Omega-3-Fettsäuren in der Therapie von Fettstoffwechselstörungen mit erhöhten Triglycerid- und Cholesterinwerten. Omega-3-Fettsäuren aus fetthaltigen Kaltwasserfischen, Algen beziehungsweise Fischölarzneimitteln sind am positivsten zu bewerten. Ein regelmäßiger Verzehr von Fettfischen trägt außerdem zur Senkung der gesättigten Fettsäuren im Blut bei und hilft somit, das Gesamtcholesterin weiter zu senken. Die Empfehlung für eine therapeutisch wirksame Dosis an Omega-3-Fettsäuren beträgt mindestens 1 g/Tag. Zusammenfassend kann festgestellt werden, dass Fischöle insbesondere die Triglyzeride im Blut senken. Reaktiv geht auch das Gesamtcholesterin (insbesondere das LDL) zurück. Daher ist für die Herz-Gefäß-Gesundheit Fischöl wichtig.

Transfettsäuren erhöhen das LDL gefährlich

Wenn Sie sich vor erhöhten Blutfettwerten schützen möchten, müssen Sie weitestgehend auf Transfettsäuren verzichten. Die ungesättigten Transfettsäuren liegen in der ***trans-Form*** und nicht in der cis-Form vor, die üblicherweise in der Natur dominiert. Transfettsäuren entstehen in geringem Umfang bei starker Erhitzung von mehrfach ungesättigten Fettsäuren und in großen Mengen bei der ***Teilärtung von pflanzlichen Fetten*** passiert. Mit der „Fetthärtung" möchte man ein festeres, streichfähigeres Fett erhalten, dass aufgrund der teilweisen Umwandlung von mehrfach ungesättigten in gesättigte Fettsäuren einen höheren Schmelzpunkt besitzt und länger haltbar ist. Gehärtete Fette kommen beispielsweise in industrieller Backmargarine für die Backwarenindustrie, Butter, Nuss-Nugat-Cremes, frittierten Lebensmitteln und Fertigsoßen vor.[20] Diätmargarine ist dagegen praktisch frei von Transfettsäuren. Außerdem kommen Transfettsäuren ***im Fett und in der Milch von Wiederkäuern***, folglich auch in Butter, Sahne und Rindfleisch, vor, weil Bakterien aus dem Pansen die Fettsäuren zu Transfettsäuren umbauen.[21] Transfettsäuren erhöhen die Triglyzeride sowie das LDL-Cholesterol und erniedrigen das HDL-Cholesterol im Blut. Zudem steigt das Risiko, an Arteriosklerose zu erkranken und die Thrombozytenaggregation ist erhöht. Durch Einlagerung von Transfettsäuren in Zellmembranen verändert sich deren Fluidität und Funktion.[22] Außerdem wird die Eicosanoidbildung aus cis- ω -6 und cis- ω -3-Fettsäuren gehemmt[23] , so dass der Bedarf an mehrfach ungesättigten Fettsäuren leicht erhöht ist. Die Aufnahme an Transfettsäuren sollte 1 Prozent der Nahrungsenergie nicht übersteigen. Das wären bei einem Energieverbrauch von 2400 kcal am Tag etwa 2,6g. Laut Untersuchungen beträgt die durchschnittlich tägliche Zufuhr in Deutschland bei Frauen 1,9g und bei Männern 2,3g. [24]

Transfettsäurenreiche Lebensmittel
Blätterteig
Pommes frites
Chips
Fertigprodukte
Nuss-Nougat-Cremes
Gebäck
Butter
Fertigsuppen- und Saucen
Milch und Milchprodukte
Rindfleisch
Frittiertes
Butterschmalz
Sahne
fetter Käse

Naturstoffe senken risikolos den Cholesterinspiegel

Die Natur bietet eine ganze Anzahl von Stoffen, mit deren Hilfe Sie den Cholesterinspiegel wirkungsvoll senken können - ganz ohne Medikamente. Bereits kurze Zeit nach der Ernährungsumstellung werden Sie deutlich verbesserte Blutfettwerte bei sich feststellen!

Artischocke: ein doppeltes Plus für Ihre Blutfette

Die als Gemüse verzehrten Artischocken sind die Blütenköpfe einer Distelart (*Cynara scolymus*), die ursprünglich aus Nordafrika stammt. Essbar sind die unteren Teile der Blätter und die Blütenböden. Traditionell werden Artischocken als Vorspeise üppiger Mahlzeiten gereicht, da sie die Fettverdauung verbessern. Inzwischen sind die verdauungsfördernden Eigenschaften der Artischocke gut erforscht. Sie enthält einen ganzen Cocktail von Wirkstoffen, welche die Gallenblase und die Leber anregen. Diese Stoffe finden sich nur in den Blättern der Artischocken. Aus ihnen wird auch der wertvolle, hoch konzentrierte Artischockenextrakt gewonnen.

Welche Wirkung hat der Artischockenextrakt?

Den Cholesterinspiegel beeinflussen die Inhaltsstoffe der Artischocke gleich zweifach: Zum einen hemmen sie in der Leber die Cholesterinsynthese. Dieser Effekt ist vor allem auf den Wirkstoff Cyranosid zurückzuführen. Im Körper wird daraus die hochwirksame Substanz Luteolin freigesetzt. Dieser Wirkstoff hemmt ein Enzym, das die Leber zur Herstellung von Cholesterin benötigt, das heißt, der Körper produziert auf diese Weise weniger Cholesterin.
Zum anderen wirkt Artischockenextrakt stark anregend auf Leber und Gallenblase. Wesentliche Bestandteile der von der Leber gebildeten Gallenflüssigkeit sind Cholesterin

sowie cholesterinreiche Gallensäuren. Die Gallenflüssigkeit spaltet das Fett der Nahrung in winzige Tröpfchen. Dadurch können die Verdauungsenzyme das Fett besser aufschließen, damit es in den Körper aufgenommen werden kann.
Der Artischockenextrakt erhöht in der Leber die Neubildung von Gallensäuren und stimuliert die Ausschüttung von gespeicherter Gallenflüssigkeit aus der Gallenblase in den Darm. Diese Wirkung der Artischocke wird auch als so genannter »choleretischer Effekt« bezeichnet. Durch Artischockenextrakt können das Gesamt- und das LDL-Cholesterin um etwa 20 Prozent gesenkt werden.

Info

Empfohlene Dosierung: Artischockenextrakt ist in der Apotheke, Drogerie und Reformhaus erhältlich. Als tägliche Einnahmemenge werden 6 Gramm der getrockneten, zerkleinerten Blätter empfohlen.

Ein weiteres Plus für Ihre Gesundheit: Artischockenextrakt wirkt stark antioxidativ. Durch ihn wird die Umwandlung der LDL-Partikel in ihre oxidierte Form, das oLDL, vermindert. Dieses scheint nach neueren Untersuchungen besonders stark die Bildung von Arteriosklerose zu fördern. Artischockenextrakt ist also ein wichtiger Schutzfaktor für Herz und Blutgefäße.

Wahre Multitalente: wasserlösliche Ballaststoffe

Ballaststoffe sind ein Geschenk der Natur: Sie enthalten praktisch keine Kalorien, sättigen aber anhaltend und fördern die Verdauung. Ballaststoffreiche Nahrung senkt das Risiko für bestimmte Krebsarten sowie für Herz-und Kreislauferkrankungen. Allerdings nehmen die Menschen hierzulande täglich nur etwa zwei Drittel der mindestens empfohlenen 30 g Ballaststoffe auf, wie der Ernährungsbericht 2012 der Deutschen Gesellschaft für Ernährung (DGE) zeigt. Vor allem die wasserlöslichen Ballaststoffe bieten eine effektive Möglichkeit, den Cholesterinspiegel zu senken. Diese besondere Art der Ballaststoffe bildet mit Wasser viskose, d.h. zähflüssige Lösungen, während wasserunlösliche Ballaststoffe aufquellen.

Info

Mit 7g Plantago-ovata-Samenschalen können Sie den gleichen Effekt erzielen wie mit dem Verzehr von 100 g Haferkleie!

Unerreicht in der Wirkung: Plantago-ovata-Samenschalen

Wasserlösliche Ballaststoffe sind in vielen Lebensmitteln enthalten, meist aber nur in geringen Mengen. Um eine dauerhafte Cholesterinsenkung zu erzielen, ist die regelmäßige Einnahme einer recht hohen Dosis nötig. Dies lässt sich allein über herkömmliche Lebensmittel kaum erreichen. Die nötigen Mengen an Haferkleie, Pektin, Guar oder Leinsamen und ähnlichen »Ballaststoffbomben« ließen Ihren Speiseplan schnell eintönig werden! Doch die Natur hält noch eine weit effektivere Möglichkeit bereit: Plantago-ovata-Samenschalen können das Gesamtcholesterin um etwa 10 Prozent senken. Dabei wird vor allem das gefäßschädigende LDL-Cholesterin vermindert, das schützende HDL-Cholesterin bleibt dagegen unverändert. Plantago ovata ist eine asiatische Spitzwegerichart, deren Samen als Flohsamen bezeichnet werden. In den sie umgebenden Schalen sind die gesunden Ballaststoffe extrem hoch konzentriert: *Plantago-ovata-Samenschalen* bestehen zu 71 Prozent aus wasserlöslichen Ballaststoffen - kein anderer Stoff in der Natur enthält eine ähnlich hohe Konzentration!

Welchen Effekt haben wasserlösliche Ballaststoffe?

Die Wirkungsweise der wasserlöslichen Ballaststoffe ist einfach und genial: Sie können cholesterinreiche Gallensäuren im Dickdarm binden und verhindern so ein „Recycling" dieser Gallensäuren. Die Umwandlung von Cholesterin in Gallensäuren und deren Abgabe in den Darm ist die einzige Möglichkeit des Körpers, Cholesterin zu »entsorgen« und auszuscheiden. Dies ist vor allem mit Hilfe von wasserlöslichen Ballaststoffen möglich, die durch die Bindung von Gallensäuren im Dickdarm deren Wiederverwertung verhindern.

So wird Cholesterin im Körper »recycelt«

Täglich werden in der Leber etwa 600 bis 800 ml cholesterinreiche Gallenflüssigkeit gebildet, die etwa 10 g Gallensäuren pro Liter enthält. Gespeichert wird die Gallenflüssigkeit in der Gallenblase. Die Gallenflüssigkeit verteilt das Fett der Nahrung in feine Tröpfchen. So können die Verdauungsenzyme das Fett besser spalten, damit es in den Körper aufgenommen werden kann. Bei jeder Nahrungsaufnahme, vor allem bei fettreichem Essen, wird daher Gallenflüssigkeit aus der Gallenblase abgegeben.

Ist die Verdauung abgeschlossen, werden die Gallensäuren nicht einfach mit dem Stuhl ausgeschieden, sondern »recycelt«. Sie werden zurück zur Leber transportiert und wieder in die Gallenblase geschleust, wo sie bis zur nächsten Mahlzeit gespeichert werden. Auf diese Weise wird kein Cholesterin, dessen Synthese für den Körper besonders aufwändig ist, »verschwendet«. Doch da die meisten Menschen hierzulande ohnehin über die Nahrung ein Vielfaches der nötigen Cholesterinmenge aufnehmen, steht der Körper eher vor einem Entsorgungsproblem. Die Sparmaßnahmen, ehemals überlebensnotwendig, bedingen nun, dass überschüssiges Cholesterin nicht ausreichend aus dem Körper entfernt werden kann.

Info

Über die Galle gelangen täglich 2 bis 4 g cholesterinreiche Gallensäuren in den Darm. Diese werden – ohne die Einnahme von wasserlöslichen Ballaststoffen – zu etwa 90 Prozent wieder zurückgeholt und gespeichert.

Die wasserlöslichen Ballaststoffe unterbrechen den Kreislauf der Gallensäuren. Aufgrund ihrer speziellen chemischen Struktur können sie Gallensäuren im Darm binden und verhindern damit ihre Wiederaufnahme in den Körper. So wird die Ausscheidung von Gallensäuren und dadurch indirekt auch die Ausscheidung von Cholesterin extrem erhöht. Um genügend Gallensäuren für die Fettverdauung bereitstellen zu können, ist der Körper gezwungen, Cholesterin aus dem Blut für die Herstellung heranzuziehen. Die Folge: Der Cholesterinspiegel sinkt.

Da die wasserlöslichen Ballaststoffe insbesondere das LDL-Cholesterin, nicht aber das HDL-Cholesterin senken, sind sie vielen lipidsenkenden Medikamenten aus der pharmazeutischen Industrie in therapeutischer Hinsicht deutlich überlegen.

Nutzen Sie den Effekt von Ballaststoffen, indem Sie sich ballaststoffreich ernähren und eventuell Speisen mit bestimmten Ballaststoffen anreichern.

Info

Neben den Gallensäuren binden wasserlösliche Ballaststoffe auch in geringerem Ausmaß Cholesterin und andere Fettsubstanzen. Sie helfen also auch beim Abnehmen

Einnahmeform und Dosierung von Plantago ovata

Einen Effekt von Flohsamenschalen auf die Blutfettwerte können Sie erst nach sechs bis acht Wochen erwarten. Um eine Wirkung zu erzielen, sollten Sie zwei- bis dreimal täglich fünf Gramm Plantago-ovata-Samenschalen zu sich nehmen. Wichtig ist die Einnahme zu den Hauptmahlzeiten: Nur zu dieser Zeit kann *Plantago ovata* seine Wirkung voll entfalten, denn nur dann befinden sich im Darm viele Gallensäuren. Plantago-Präparate sind in Deutschland in Apotheken rezeptfrei erhältlich. Aber Plantago erhalten Sie inzwischen auch im Reformhaus und Drogeriemarkt. Sie erhalten die Samenschalen in der Regel in Form eines Granulats, das in Getränke eingerührt werden kann. Diese Einnahmeform ist günstig, da sie gleichzeitig Flüssigkeit zuführt. Bei der Aufnahme von Ballaststoffen in solch konzentrierter Form ist es wichtig, genügend zu trinken. Nicht zu empfehlen ist der Verzehr der unzerkleinerten Samenschalen. Erst durch die Zerkleinerung werden die wasserlöslichen Ballaststoffe freigesetzt und können vollständig wirken.

Plantago-ovata-Samenschalen sind ideale Partner für Artischockenpräparate. Artischockenextrakt bewirkt eine vermehrte Ausscheidung von Gallensäuren in den Darm, wo sie von Plantago-Präparaten gebunden und ausgeschieden werden. Auf diese Weise ergänzen sich die beiden Stoffe optimal in ihrer Wirkung.

Info

Plantago ovata verbessert die Cholesterinwerte

- Plantago-ovata-Samenschalen senken das Gesamtcholesterin um durchschnittlich 3 bis 10 Prozent und das gefäßschädigende LDL-Cholesterin um 8 bis 10 Prozent. Das nützliche HDL senken sie jedoch nicht.
- Dosierung: zwei- bis dreimal täglich 5 Gramm zu den Mahlzeiten mit ausreichend Flüssigkeit einnehmen.
- Plantago-ovata-Samenschalen gibt es freiverkäuflich in Apotheken (etc.).

Plantago-ovata-Samenschalen als Lebensmittelzusatz

Die amerikanische Lebensmittelbehörde hat Flohsamenschalen bereits 1998 als wirksames Mittel im Kampf gegen das erhöhte Cholesterin anerkannt.
In den USA werden Lebensmittel wie Frühstückscerealien, z. B. Cornflakes, mit Plantago-ovata-Samenschalen angereichert. In Deutschland werden Flohsamenpräparate bisher vor allem zur Stuhlauflockerung bei Verstopfung, aber auch bei Durchfall und zur Linderung von Reizdarmsymptomen eingesetzt.

Haferkleie, Guar und Pektin enthalten ebenfalls wasserlösliche Ballaststoffe, wenn auch in teilweise deutlich geringerer Konzentration.

Plantago ovata: ideal für Diabetiker

Für Diabetiker sind Plantago-Präparate besonders geeignet. Bei ihnen konnten unter der Verwendung von Plantago-ovata-Samenschalen deutlich höhere Senkungen des Cholesterinspiegels erzielt werden, und zwar sowohl des LDL- als auch des Gesamtcholesterins zwischen 9 und 20 Prozent. Neben der Reduktion des Cholesterins haben die wasserlöslichen Ballaststoffe für Diabetiker noch einen weiteren positiven Aspekt: Sie führen zu einer Abschwächung des Blutglukoseanstiegs nach dem Essen und zu einer allgemeinen Senkung des Blutglukosespiegels und sie helfen beim abnehmen. Zudem verbessern sie die Blutzuckerwerte.

Soja, die herzgesunde Bohne

Die Sojabohne (*Glycine marf)* ist weltweit eine der wichtigsten Kulturpflanzen; sie wird hauptsächlich in Ostasien, Nordamerika, Südamerika, Afrika und Südrussland angebaut und ist eines der gesündesten Nahrungsmittel, die der Markt zu bieten hat. Die Sojabohne besteht zu etwa 40 Prozent aus wertvollem Eiweiß, das alle lebensnotwendigen Aminosäuren (Eiweißbausteine) beinhaltet. Aus ihr wird ein hochwertiges Öl gewonnen, das viele ungesättigte Fettsäuren und außerdem viele Mineralstoffe und die Vitamine E und B (Komplex) enthält. Soja ist cholesterinfrei und zeichnet sich gleich durch mehrere Inhaltsstoffe aus, die den Cholesterinspiegel aktiv senken können.

Soja bringt Abwechslung in den Speiseplan

Soja kann problemlos in jeden Speiseplan eingebaut werden, da es äußerst vielseitig ist (nicht nur Tofu wird aus Soja hergestellt). Neben Sojamilch - Fleischersatzprodukten wie Würstchen, Aufschnitt und ähnlichen Erzeugnissen finden Sie im Reformhaus auch verschiedene Brotaufstriche, Desserts in unterschiedlichen Geschmacksrichtungen und Getränke aus Soja. Als Speisewürze dienen die zwei Gärungsprodukte Shoyu (Sojasauce) und Miso. Shoyu wird zu anderen pikanten Saucen weiterverarbeitet, beispielsweise zu Worcestersauce. Auch gesunde Alternativen zu den Fett- und Cholesterinbomben Sahne und Creme fraiche werden aus Soja hergestellt. All diese Produkte sind es wert, einmal ausprobiert zu werden - Ihrer Gesundheit zuliebe!

Info

Soja enthält verschiedene Substanzen, die den Cholesterinspiegel positiv beeinflussen und damit Herz-Gefäß-Erkrankungen vorbeugen:

Sojabohnen sind umso wirksamer, je höher das Ausgangscholesterin ist. Am besten wirkt Soja bei einem Cholesterinspiegel von mehr als 275 mg/dl.

Phytosterine

Die ebenfalls zu den sekundären Pflanzenstoffen gehörenden Phytosterine senken das Cholesterin und scheinen außerdem vor Krebs zu schützen. Sie sind besonders in Pflanzenölen enthalten. 100 ml natives Sojaöl beispielsweise enthält 494 mg Phytosterine. Die cholesterinsenkende Wirkung der Phytosterine finden Sie in einem gesonderten Kapitel auf Seite 13ff. beschrieben.

Sojaprotein

Sojaprotein kann ebenfalls eine Senkung des LDL- und Gesamtcholesterins bewirken. Schon die tägliche Aufnahme von 25 g Sojaprotein kann zu deutlichen Senkungen des Cholesterinspiegels um durchschnittlich 5 Prozent führen. Neuere Untersuchungen lassen darauf schließen, dass Sojaprotein die Ausscheidung von LDL-Cholesterin aus dem Blut beschleunigt, weil es deren Aufnahme in die Leber fördert.

Info

Phytoöstrogene ähneln in ihrer Struktur und ihrer Funktion dem menschlichen Geschlechtshormon Östrogen.

Phytoöstrogene

Unter dem Begriff Phytoöstrogene werden die pflanzlichen Bestandteile Isoflavonoide und Lignane zusammengefasst. Diese Substanzen ähneln in ihrer Struktur und ihrer Funktion den Östrogenen (menschlichen Geschlechtshormonen).
Lignane befinden sich in den äußeren Schichten von Getreidekörnern. Bei der Herstellung von Auszugsmehlen werden diese äußeren Getreideschichten und mit ihnen die Lignane entfernt. Deshalb sollten Sie Vollkornprodukte bevorzugen. Getreide ist unser größter Lignanlieferant; Gemüse enthält dagegen nur geringe Lignanmengen. Isoflavonoide kommen dagegen nur in wenigen Pflanzenfamilien vor. Man findet sie vor allem in tropischen Hülsenfrüchten, wobei die Sojabohne die reichhaltigste Isoflavonoidquelle ist. In Japan werden über Sojaprodukte täglich zwischen 7,8 und 12,4 mg Isoflavonoide aufgenommen. In den westlichen Industrieländern sind es dagegen nur etwa 5 mg täglich.

Die Wirkung der Phytoöstrogene

Es ist bisher noch nicht eindeutig erwiesen, ob die Phytoöstrogene direkten Einfluss auf den Blutfettspiegel nehmen. Unstrittig ist aber die antioxidative Wirkung der Isoflavonoide, die einen Schutz vor Herz-Kreislauf-Erkrankungen darstellt: Isoflavonoide wehren freie Radikale ab und schützen so die Körperzellen und die LDL-Partikel vor Beschädigung. Durch freie Radikale werden LDL in oxidierte LDL umgewandelt. Diese veränderten LDL stellen ein besonderes Risiko für die Entstehung von Herz-Kreislauf-Erkrankungen dar. Sojabohnen bieten also auch durch die antioxidative Wirkung der Phytoöstrogene einen wirksamen Herzschutz. Nach dem Essen gehen die Phytoöstrogene schnell ins Blut, allerdings werden sie auch rasch wieder abgebaut. Damit sie ihre Schutzwirkung entfalten können, müssen Phytoöstrogene dauerhaft und in ausreichender Menge in der Kost enthalten sein. Das bedeutet für die meisten Menschen eine gravierende Ernährungsumstellung, die Disziplin und Durchhaltevermögen erfordert. Wenn Ihnen das zu mühsam ist, können Sie natürlich auch auf Nahrungsergänzungsmittel aus der Apotheke oder dem Reformhaus zurückgreifen. Lassen Sie sich vorher von Ihrem Arzt oder Apotheker beraten.

Info

Weitere Pluspunkte von Phytoöstrogenen

Phytoöstrogene gleichen in ihrer Struktur den menschlichen Östrogenen und können ähnliche, wenn auch etwas schwächere Wirkungen wie diese auslösen:

- So können sie ein »Zuviel« an Östrogenen ausgleichen und damit das Auftreten von hormonabhängigen Tumoren wie Brustkrebs verhindern.
- Bei einem Östrogenmangel helfen die Phytoöstrogene, diesen Mangel auszugleichen: Typische Wechseljahresbeschwerden werden dadurch abgeschwächt.
- Phytoöstrogene bieten einen wirksamen Schutz vor Arteriosklerose und Osteoporose, den Langzeitfolgen des Östrogenmangels.

Um ihre Wirkung dauerhaft entfalten zu können, müssen Phytoöstrogene regelmäßig und in ausreichender Menge mit der Nahrung aufgenommen werden.

Lecithin

Lecithin ist ein Sammelbegriff für spezielle Fettbegleitstoffe. Lecithine sind in allen tierischen und pflanzlichen Zellen enthalten, sie bestimmen unter anderem die Festigkeit und Durchlässigkeit der „Zellwände". Vor allem in Gehirn und Nervenzellen, Herz, Leber und Nieren findet sich Lecithin in großer Menge. Lecithin ist aufgebaut aus den Bausteinen Fettsäuren, Glycerin, Phosphorsäure und Cholin. Die enthaltenen Fettsäuren bestimmen, wie wertvoll das Lecithin für den Körper ist. Sojalecithin beispielsweise enthält zu 75 Prozent lebensnotwendige Fettsäuren, während Eilecithin mehr gesättigte Fettsäuren aufweist. Der Linolsäureanteil des Sojalecithins liegt bei 60 Prozent. Diese Fettsäure ist zum großen Teil für die cholesterinsenkende Wirkung des Sojalecithins verantwortlich. Die Substanz Cholin, die aus Lecithin freigesetzt werden kann, steht für viele weitere positive Wirkungen des Lecithins.

Info

Lecithine werden in der Lebensmittelindustrie als Emulgatoren eingesetzt, das heißt, sie verbinden wasser- und fettreiche Lebensmittel miteinander. Daher sind sie in vielen fettreichen Speisen anzutreffen, beispielsweise in Schokolade, Eis, Backwaren, und Margarine. Viele Präparate aus Apotheken und Drogerien enthalten Lecithin.

Wie sich Lecithin auf die Blutfette auswirkt

Lecithin bietet einen wirksamen Schutz vor Herz-Kreislauf-Erkrankungen. Es kann den Gesamt- und den LDL-Cholesterin-Spiegel senken, wobei Senkungen des Gesamtcholesterins um bis zu 23 Prozent festgestellt wurden. Lecithin hemmt die Aufnahme von Cholesterin im Darm. Zusätzlich regt es den HDL-Transport an. Lecithin trägt außerdem dazu bei, den Verbrauch von Cholesterin anzukurbeln, da es die Bildung von Gallensäuren anregt.

Mit der Einnahme von Lecithin können Sie außerdem von weiteren positiven Wirkungen profitieren:

- *Lecithin ist wichtig für eine optimale Hirn- und Nervenfunktion und kann Stresserscheinungen wie Abgespanntheit und Nervosität mildern.*
- *Es unterstützt außerdem die Leberfunktion und schützt das Organ dadurch vor schädigenden Einflüssen von Alkohol, Viren und Giftstoffen.*

Info

Wenn Sie Ihren Cholesterinspiegel natürlich senken wollen, sollte das mit Plantago-ovata-Samenschalen angereicherte Müsli auf Ihrem Speiseplan nicht fehlen.

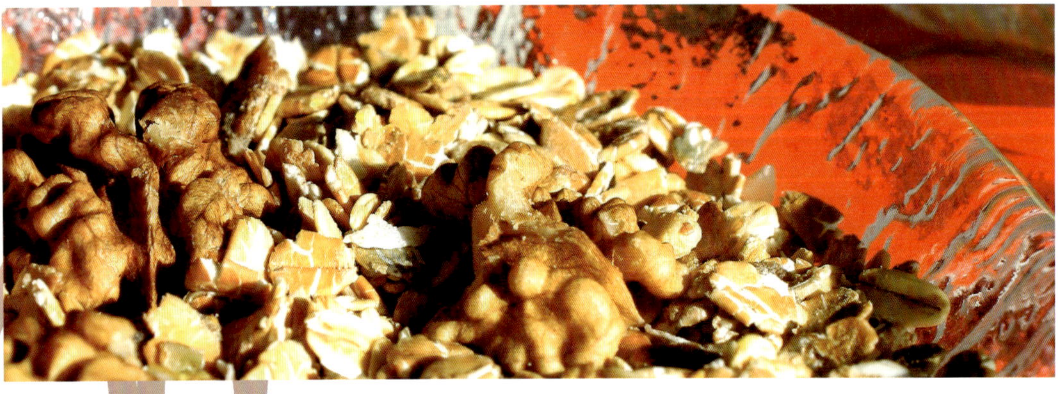

Naturstoffe sind wirksam!

Wie Sie sehen, lässt sich ein erhöhter Cholesterinspiegel sehr gut auf natürliche Weise senken. In der Tabelle ist aufgeführt, wie die von uns vorgestellten Maßnahmen Ihre Blutfettwerte verbessern können. Die Effekte der einzelnen Stoffe ergänzen sich nicht vollständig, da mehrere Substanzen an den gleichen Stellen des Stoffwechsels ansetzen. Doch die Kombination aller Möglichkeiten liefert dennoch ein beachtliches Ergebnis.

Maßnahme	LDL	Triglyzeride	HDL
Sport	-	-	+2 bis 3 mg/dl
Verminderung der gesättigten FS Austausch von SAFA durch PUFA	-10 %	-	-
Plantago-ovata-Samenschalen + Artischockenextrakt	-12 %	-	-
Fischöl	-	20-25 %	?
Phytosterine	7-10 %	-	-
Sojaprotein	-5 %	-	-
Lecithin	-23 %	-	?

Insgesamt können Sie allein durch natürliche Maßnahmen Ihren LDL-Cholesterinspiegel um über 30 Prozent und Ihren Triglyzeridspiegel um bis zu 25 Prozent senken. Zugleich können Sie das HDL um mindestens zwei bis drei mg/dl erhöhen. Bis zu einem Cholesterinwert von 300 mg/dl können Sie es schaffen, ganz auf Medikamente zu verzichten. Ab 350 mg/dl ist dies unter Umständen auch möglich, bei Werten über 400 mg/dl sind in der Regel zusätzlich Medikamente erforderlich. Das heißt, dass ein Großteil, mindestens aber 75 Prozent, der Lipidsenker überflüssig ist.

Einen Cholesterinwert von bis zu 350 mg/dl können Sie allein durch natürliche Maßnahmen senken.

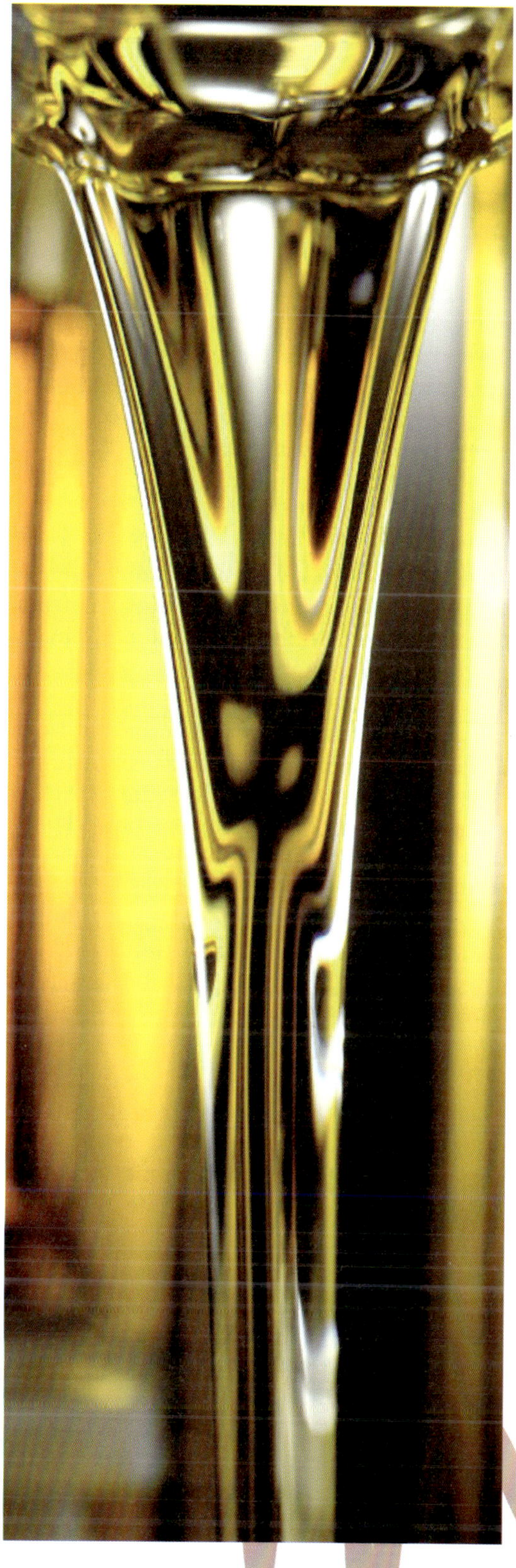

Cholesterin - im Übermaß gefährlich

Ihm haftet ein denkbar schlechter Ruf an, dennoch: Cholesterin ist ein unentbehrlicher Bestandteil jeder unserer Körperzellen. Ohne Cholesterin könnten wir nicht leben. Zu viel davon kann für den Menschen jedoch gefährlich werden: Das Risiko einer Herzerkrankung steigt bei dauerhaft erhöhtem Cholesterinspiegel im Blut drastisch an.

Was ist Cholesterin?

Cholesterin ist eine Fettsubstanz, die im tierischen und menschlichen Körper wichtige Aufgaben erfüllt. Sie dient als lebenswichtiges Baumaterial für die Zellwände, ist Ausgangsstoff für die Produktion von Hormonen, Vitamin D und Gallensäuren. Doch obwohl Cholesterin für uns lebensnotwendig ist, müssten wir es nicht mit der Nahrung zu uns nehmen: Unser Körper kann in der Leber die täglich benötigte Cholesterinmenge von einem halben bis einem Gramm selbst produzieren. Dieser Herstellungsprozess ist allerdings sehr energieaufwändig. Und da unser Körper ökonomisch arbeitet, nimmt er Cholesterin bevorzugt aus der Nahrung auf.

HDL und LDL: das „gute“ und das „schlechte“ Cholesterin

Da Cholesterin als Fettsubstanz nicht wasserlöslich ist, kann es nicht ohne weiteres im Blut transportiert werden. Die Leber stellt für Fette spezielle »Transporter« her, in die das Cholesterin verpackt wird. Diese Transporter heißen Lipoproteine (Lipo = Fett, Protein = Eiweiß). Es handelt sich dabei um winzige Fettkügelchen, die von Eiweißen umgeben sind. So sind sie an ihrer Oberfläche wasserlöslich. In den Lipoproteinen wird das Cholesterin gemeinsam mit anderen Fetten und fettlöslichen Vitaminen im Blut transportiert. Doch Cholesterin ist nicht gleich Cholesterin. Man spricht vom »guten« und vom »schlechten« Cholesterin. Hierbei handelt es sich immer um das gleiche Cholesterin, nur befindet es sich in unterschiedlichen Lipoproteinen.

Info

Cholesterin wurde 1784 erstmalig aus Gallensteinen isoliert. Der französische Chemiker Michel E. Chevreul beschrieb die Fettsubstanz erstmals im Jahr 1816.

Das LDL-Cholesterin

Das LDL-Cholesterin wird als das »schlechte Cholesterin« bezeichnet. LDL (= low density lipoprotein) sind Lipoproteine geringer Dichte, die Cholesterin aus der Leber in den ganzen Körper transportieren. Sie enthalten große Mengen an Cholesterin und haben nur eine dünne Eiweißhülle. Deshalb kann aus ihnen leicht Cholesterin entweichen. Je mehr Cholesterin als Teil der LDL in den Adern zirkuliert, desto größer ist das Risiko, dass Cholesterin entweicht und an den Gefäßwänden haften bleibt. Solche Fettablagerungen sind der Beginn der Arterienverkalkung (Arteriosklerose). Je höher das LDL-Cholesterin, desto höher ist deshalb auch das Risiko, eine Herz-Kreislauf-Erkrankung zu entwickeln.

Info

Lipoproteine spielen bei Fettstoffwechselstörungen eine große Rolle.

Bis zur Menopause haben Frauen – bedingt durch die weiblichen Geschlechtshormone – meist einen hohen HDL-Wert. Mit den Hormonumstellungen der Wechseljahre sinkt auch bei Frauen das HDL, und das Risiko einer Herz-Kreislauf-Erkrankung steigt.

Das HDL-Cholesterin

Das HDL-Cholesterin dagegen wird als das »gute« Cholesterin bezeichnet. HDL (= high density lipoprotein) sind Lipoproteine hoher Dichte, die in der Leber und im Darmepithel gebildet werden. Sie haben einen höheren Eiweißgehalt und sind dadurch »dichter« als die LDL. Die HDL sind die Gegenspieler des LDL. Sie sammeln das an Gefäßwänden abgelagerte Cholesterin wieder ein und transportieren es zurück zur Leber. Dort wird es erneut in Lipoproteine verpackt oder in andere Stoffe, beispielsweise Gallensäuren, umgewandelt, die wiederum in den Darm abgegeben werden. Ein hoher HDL-Spiegel bedeutet also, dass die Adern gut von Ablagerungen gereinigt werden. Er vermindert das Risiko einer Herz-Kreislauf-Erkrankung und kann so erhöhte LDL-Spiegel bis zu einem gewissen Grad in Schach halten.

Welche Cholesterinwerte sind anzustreben?

- ***Gesamtcholesterin: unter 200 mg/dl***
- ***LDL-Cholesterin: unter 130 mg/dl***
- ***HDL-Cholesterin: mindestens über 40 mg/dl, optimal über 45 mg/dl***
- ***Triglyzeride: unter 200 mg/dl***

Zielwerte für den Cholesterinspiegel

So wichtig Cholesterin für den menschlichen Organismus ist, so gefährlich kann es werden, wenn zu viel davon in unseren Adern zirkuliert. Der Cholesterinspiegel im Blut ist ein wichtiger Risikofaktor für die Entstehung einer Herzerkrankung. Zwar spielen auch andere Faktoren wie Rauchen, Übergewicht, Diabetes mellitus und Bewegungsmangel eine Rolle, doch das Cholesterin ist von besonders schwerwiegender Bedeutung. Ideal ist ein Cholesterinspiegel von unter 200 mg/dl. Doch erhöhte Werte sind in Deutschland längst keine Seltenheit mehr: Etwa 60 Prozent der Bevölkerung liegen mit ihren Cholesterinwerten über dieser Marke! Sind Sie jedoch Raucher, leiden Sie unter Diabetes mellitus oder haben Sie aus anderen Gründen ein erhöhtes Risiko, eine Herz-Kreislauf-Erkrankung zu entwickeln, sollten Sie besonders auf Ihre Blutfettwerte achten. In diesem Fall gelten strengere Zielwerte.

Das Risiko eines zu hohen Cholesterinspiegels, einer so genannten Hypercholesterinämie, bestimmt der Arzt heute anhand der LDL-Werte und des Verhältnisses von HDL zu LDL. Liegt das LDL über 130 und das HDL unter 35 mg/dl, ist das Herzinfarktrisiko hoch, und die Diättherapie muss sofort beginnen und lebenslang eingehalten werden.

Welche Bedeutung haben die Triglyzeride?

Triglyzeride oder Neutralfette gehören wie das Cholesterin zu den Blutfetten. Wenn Ihre Triglyzeride zu hoch sind, heißt das, dass in Ihrem Blut zu viel Fett vorkommt. Triglyzeride – also Fett – nehmen wir mit der Nahrung auf, stellen sie aber auch im Körper her. Erhöhte Triglyzeridwerte sind ein ebenso starker Risikofaktor für Herz- und Gefäßkrankheiten wie hohe Cholesterinwerte. Diese Tatsache wird leider häufig nicht ernst genug genommen. Ein hoher Triglyzeridspiegel trägt entscheidend zur Entstehung von Arteriosklerose bei. Vor allem in Verbindung mit niedrigen HDL-Spiegeln ist er problematisch. Erhöhte Triglyzeridwerte sind vor allem bei Übergewichtigen und Diabetikern ein häufig auftretendes Problem. Zur Senkung der Triglyzeride stehen nur wenige Medikamente zur Verfügung; Omega-3-Fettsäuren leisten hier als diätetische Maßnahme in der Regel ebenso gute Dienste (siehe Seite 27).

Info

Erhöhte Triglyzeridspiegel sind, ebenso wie der erhöhte Cholesterinspiegel, Bluthochdruck und Rauchen, ein ernst zu nehmender Risikofaktor für Herz-Kreislauf-Erkrankungen.

Bei erhöhten Triglyzeridwerten sollten Sie auf allzu fett- und zuckerreiche Schlemmereien verzichten.

Cholesterin in der Ernährung

Lange Zeit wurde bei erhöhtem Cholesterinspiegel empfohlen, möglichst cholesterinarm zu essen. Vor allem Hühnereier standen auf der »schwarzen Liste«, denn ein Eidotter deckt bereits fast die empfohlene Tagesmenge (200-300 mg) an Cholesterin. Diese Empfehlungen sind jedoch überholt. Nur wenige Menschen können durch eine sehr cholesterinarme Nahrung ihren Cholesterinspiegel tatsächlich senken. Nehmen wir nur sehr wenig dieser Fettsubstanz zu uns, führt dies häufig zu einem Anstieg der körpereigenen Cholesterinproduktion! Viel wirkungsvoller ist es bei den meisten Menschen, den Verzehr gesättigter Fettsäuren drastisch einzuschränken, denn diese sind die Hauptverursacher eines hohen Cholesterinspiegels (siehe 24).

Info

Ein Frühstücksei erhöht den Cholesterinspiegel nicht.

Wie viel Cholesterin dürfen wir essen?

Es ist sinnvoll, wenn Sie den Cholesteringehalt der Nahrung im Auge behalten, doch müssen Sie diesbezüglich nicht übertrieben zurückhaltend sein. Hühnereier sind auch eine wichtige Quelle von Vitaminen und Mineralstoffen. Zudem enthält Eidotter das wertvolle Lecithin, auch Phosphatidylcholin genannt. Dieser fettähnliche Stoff gehört zu den Glycerinphosphatiden und hemmt, wie in verschiedenen Tierstudien erwiesen, die Aufnahme von Cholesterin aus dem Darm, und vermutlich hat es auch beim Menschen diese Wirkung. Zwei bis drei Eier pro Woche können Sie guten Gewissens verzehren.
Der menschliche Organismus nimmt nur etwa 40 bis 50 Prozent des mit der Nahrung zugeführten Cholesterins im Blut auf. Sie können also täglich bedenkenlos 200 bis 300 mg Cholesterin zu sich nehmen. Durchschnittlich werden in Deutschland aber etwa 420 Milligramm pro Tag aufgenommen - dies ist auf den hohen Verzehr tierischer Lebensmittel zurückzuführen. Versuchen Sie, viele pflanzliche Nahrungsmittel in Ihren Speiseplan einzubauen. Pflanzen enthalten kein Cholesterin, sind meist kalorienarm und ballaststoffreich und helfen so zusätzlich, schlank zu bleiben. Achten Sie vor allem darauf, häufiger Sojaprodukte zu verwenden, da diese den Cholesterinspiegel senken (mehr dazu auf Seite 32)!

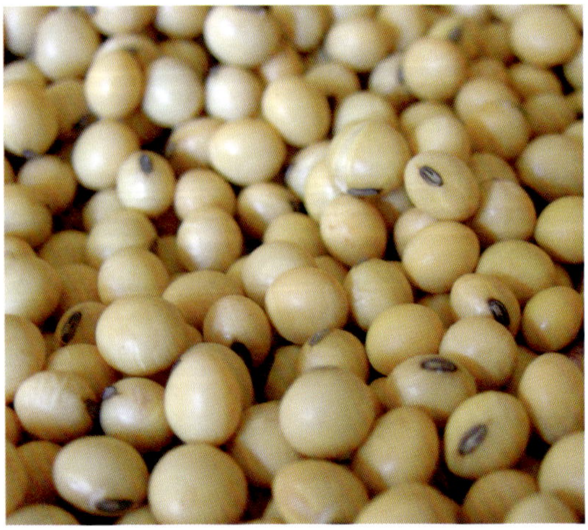

Mit Vorsicht zu genießen: „Cholesterinbomben"

Lebensmittel	Cholesterin (mg/100 g)	Kalorien (kcal/100g)
Lebertran	850,0	882,6
Hähnchenleber	537,0	146,7
Rinderniere	368,0	101,6
Schweineniere	358,0	114,7
Rinderleber	342,0	147,0
Butterschmalz	340,0	881,0
Kaviarersatz	332,0	101,8
Schweineleber	331,0	123,3
Rührei mit Speck	307,7	231,8
Kaviar echt	300,0	259,3
Löffelbiskuit aus Biskuitmasse	281,0	414,4
Leberknödel	260,7	175,3
Waffeln	240,0	554,0
Butter	240,0	741,2
Cremeeis	187,0	187,9
Kalbsleberwurst	185,0	316,7
Aal	181,0	266,5
Leberpastete	173,0	299,5
Schwartenmagen	162,0	180,7
Mayonnaise	160,3	789,3
Leberwurst	160,0	328,4
Garnelen	152,0	101,6
Sandkuchen	151,0	440,2

Info

Völlig frei von Cholesterin sind alle pflanzlichen Lebensmittel. Wenn Sie einen erhöhten Cholesterinspiegel haben, sollten daher möglichst viele vegetarische Gerichte auf Ihrem Speiseplan stehen.

Essen Sie möglichst keine Butter, sondern Diätmargarine, Halbfettmargarine oder im besten Falle Halbfettmargarine mit Phytosterinen.

Risikofaktor Cholesterin

In Deutschland sterben jährlich 170.000 Menschen an den Folgen eines Herzinfarkts, 250.000 erleiden einen Schlaganfall. Für beide Erkrankungen ist der erhöhte Cholesterinspiegel ein entscheidender Risikofaktor. Dies müsste nicht sein! Durch eine Ernährungstherapie normalisieren sich die Blutfettwerte meist von selbst wieder.

Arteriosklerose, Herzinfarkt und Schlaganfall

Fettstoffwechselstörungen infolge eines erhöhten Cholesterin- oder Triglyzeridspiegels kommen bei uns extrem häufig vor: Mindestens 15 bis 20 Prozent der Deutschen weisen eine behandlungsbedürftige Erhöhung der Blutfettwerte auf. Ein erhöhter Cholesterin- und/oder Triglyzeridspiegel sollte immer ernst genommen werden, da beide mit einem erhöhten Risiko für Herz-Gefäß-Krankheiten einhergehen. Der Arzt unterteilt erhöhte Cholesterinwerte, erhöhte Trigylzeridwerte und Kombinationen aus beidem.

Wozu erhöhtes LDL-Cholesterin führen kann

Insbesondere die Erhöhung des gefäßschädigenden LDL-Cholesterins führt zur Verkalkung der Arterien (= Arteriosklerose). Die Ausbildung von arteriosklerotischen Veränderungen ist ein komplexer Prozess, der hier nur kurz umrissen werden soll:
Bei der Arteriosklerose verändern sich durch Ablagerungen von Cholesterin, Fett und Eiweiß nach und nach die Zellen der inneren Arterienwand. Der Arzt bezeichnet die zur Verengung der Blutgefäße führenden Verkalkungen als Plaques. Durch zunehmende Verkalkung werden die Gefäße immer enger und verlieren ihre natürliche Elastizität. Sind die Herzkranzgefäße von dieser Verkalkung betroffen, bekommt der Herzmuskel zu wenig Sauerstoff und Nährstoffe. Medizinisch wird dies als »koronare Herzkrankheit« (KHK) bezeichnet: Unter diesen Sammelbegriff fallen alle Funktionseinschränkungen der Herzkranzgefäße.

Info

Folgen der Arteriosklerose sind eine mangelhafte Blut- und Sauerstoffversorgung der Gewebe und die Gefahr eines vollständigen Gefäßverschlusses, der zu Herzinfarkt, Schlaganfall und Raucherbein führen kann.

Herzinfarkt und Schlaganfall: der Supergau der Gefäße

Kommt es zum vollständigen Verschluss eines oder mehrerer Herzkranzgefäße, wird das dahinter liegende Herzmuskelgewebe nicht mehr ausreichend mit Sauerstoff und Nährstoffen versorgt, und der entsprechende Teil des Herzmuskels stirbt ab: Es kommt zum Herzinfarkt (= Myokardinfarkt). Der Verschluss eines Gehirn versorgenden Blutgefäßes führt zum Schlaganfall (Insult).

Um derartigen Erkrankungen vorzubeugen, müssen eventuelle Verkalkungen abgebaut oder zumindest gestoppt werden, ehe es zu einem Gefäßverschluss kommt. Dies geschieht durch die konsequente Senkung des LDL und die Erhöhung des HDL.

Info

Die Sterblichkeit bei einem Herzinfarkt liegt bei 30 Prozent innerhalb der ersten Stunde, danach 10 bis 12 Prozent. Herzinfarktpatienten müssen einem erneuten Infarkt durch einen idealen Cholesterinspiegel vorbeugen.

Die Korrelation zwischen Cholesterinwert und Herzinfarktrisiko

Schon bei einem Cholesterinspiegel von über 239 mg/dl ist das Risiko, an einem Herzinfarkt zu versterben, doppelt so hoch wie bei einem Wert unter 200 mg/dl. Bei einem Cholesterinspiegel von über 280 mg/dl ist das Risiko sogar dreifach erhöht!

Info

Das metabolische Syndrom ist die häufigste Todesursache in Deutschland.

Das metabolische Syndrom

Ein erhöhter Cholesterinspiegel tritt bei den meisten Menschen in Verbindung mit anderen Krankheiten auf. Vor allem die Kombination mit Übergewicht, Diabetes mellitus (oder leicht erhöhte Blutzuckerwerte (mellitus) als Vorstufe der Diabetes) und Bluthochdruck ist häufig zu finden. Dieses gemeinsame Auftreten der Erkrankungen nennt man das metabolische Syndrom. Wegen ihrer fatalen Auswirkungen auf die Gesundheit wird diese Stoffwechselstörung auch als »das tödliche

Quartett« bezeichnet. Beim metabolischen Syndrom spielt sozusagen der Stoffwechsel verrückt. Häufig haben die Betroffenen zusätzlich einen erhöhten Harnsäurespiegel oder Gicht. Werden seine Ursachen nicht bekämpft, macht das tödliche Quartett seinem Namen alle Ehre. Die einzelnen Erkrankungen des metabolischen Syndroms führen zu kleinen Veränderungen der Gefäßwände, die sich zur Arteriosklerose ausweiten. Diese ist der Beginn einer Herz-Kreislauf-Erkrankung, die mit einem oft tödlich verlaufenden Herzinfarkt oder Schlaganfall enden kann.

Info

Bei Übergewichtigen kommt ein Herzinfarkt etwa dreimal häufiger vor als bei Normalgewichtigen.

Führt häufig zum metabolischen Syndrom: Übergewicht

Die gemeinsame Ursache der Erkrankungen des metabolischen Syndroms ist eine Überernährung, die im Zusammenspiel mit vererbten Faktoren und Bewegungsmangel zu Übergewicht und Adipositas (Fettleibigkeit) führt. Das erhöhte Körpergewicht selbst stellt keinen so wichtigen Risikofaktor für die Entwicklung einer Herz-Kreislauf-Erkrankung dar. Doch die nachfolgend beschriebenen Folgen des Übergewichts erhöhen das Risiko enorm, da sie die Entstehung von Arteriosklerose begünstigen.

Volkskrankheit Diabetes mellitus

Unter Diabetes mellitus, der so genannten Zuckerkrankheit, leiden in Deutschland zurzeit schätzungsweise acht Millionen Menschen. Diabetes mellitus Typ 2 ist, wie bereits erwähnt, hauptsächlich auf falsche Ernährung, Bewegungsmangel und Übergewicht zurückzuführen. Etwa jeder dritte stark Übergewichtige erkrankt an Diabetes mellitus! Mehr als die Hälfte der Diabetiker ist von Fettstoffwechselstörungen betroffen.

Info

Diabetiker können besonders von den natürlichen Methoden der Blutfettsenkung profitieren, vor allem von den Wirkungen der Omega-3-Fettsäuren.

Wie Diabetes mellitus entsteht

Zunächst einmal verringert sich durch das Übergewicht die Reaktion der Körperzellen auf das in der Bauchspeicheldrüse gebildete Hormon Insulin. Der Mediziner bezeichnet dieses Phänomen als »Insulinresistenz«. Aus dieser Insulinresistenz kann sich im Laufe von Jahren ein Diabetes mellitus Typ 2 entwickeln. Aufgrund der unzureichenden Wirkung des Insulins werden bei Diabetikern die Körperzellen nur schlecht mit Nährstoffen versorgt. Als eine Folge davon wird vermehrt Fett aus den Speichern freigesetzt und in die Leber geschleust. Diese baut die Fette in Lipoproteine ein und gibt sie wieder ins Blut ab. Daher sind bei Diabetikern meist die Triglyzeridwerte erhöht. Gleichzeitig ist der Abbau der Lipoproteine in den Blutgefäßen und Zellen gestört.

Da auch der Transport des Blutzuckers in die Körperzellen durch das Hormon Insulin bei Diabetikern nur unzureichend stattfindet, kommt es zu einem erhöhten Blutzuckerwert, der zu Schädigungen an Blutgefäßen und Nerven führt. Diabetiker sollten deshalb verstärkt auf eine Vorbeugung gegen Herz-Kreislauf-Erkrankungen achten.

Risikofaktor Hypertonie

Auch Bluthochdruck (Hypertonie) ist eine direkte Folge und die häufigste Begleiterkrankung des Übergewichts. Der Blutdruck liegt bei Hypertonie über 140 zu 90 mmHG. Jeder zweite Adipöse hat Bluthochdruck, und etwa zwei Drittel der Hypertoniker haben Übergewicht. Das Herz eines Übergewichtigen muss mehr Pumpleistung erbringen als das eines Schlanken, um die große Blutmenge in alle Teile des Körpers zu transportieren. Ein Gewichtsverlust von einem Kilogramm senkt den Blutdruck bereits um 1 bis 2 mmHg.
Auf Dauer werden durch den hohen Blutdruck die Blutgefäße geschädigt, und das Herz wird geschwächt. Die Hypertonie ist einer der Hauptgründe für das erhöhte Risiko von Übergewichtigen, Herz-Kreislauf-Erkrankungen zu erleiden. Daneben stehen auch Nieren- und Augenschäden in engem Zusammenhang mit Bluthochdruck.

Erhöhte Cholesterin- und Triglyzeridwerte

Typisch für Übergewichtige ist das Auftreten erhöhter Triglyzeridwerte. Das Gesamtcholesterin ist oft nur leicht erhöht, doch das LDL ist zu hoch, das schützende HDL dagegen zu niedrig. Erhöhte Blutfettwerte findet man bei Übergewichtigen dreimal häufiger als bei ihren schlanken Zeitgenossen. Verantwortlich dafür sind mehrere Faktoren: Zum einen essen Übergewichtige meist deutlich fettreicher als Normalgewichtige, zum anderen bildet die Leber von Adipösen verstärkt Lipoproteine, vor allem, weil aus den größeren Fettspeichern auch viele Fettsäuren freigesetzt werden. Zusätzlich liegt oft eine Störung im Abbau der Lipoproteine vor.

Was eine Gewichtsabnahme bewirken kann

Allen Erkrankungen des metabolischen Syndroms ist gemeinsam, dass ihre Symptome bei einer Gewichtsreduktion deutlich nachlassen. Mit einer Gewichtsabnahme entwickelt sich die Insulinresistenz zurück, der Blutdruck sinkt, und die Blutfettwerte verbessern sich. Wenn Sie also Ihren Cholesterinspiegel senken möchten, so sollten Sie, wenn Sie übergewichtig sind, auch an eine Gewichtsreduktion denken. Viele Maßnahmen, die den Cholesterinspiegel senken, helfen auch beim Abnehmen und umgekehrt. Sorgen Sie für ausreichend Bewegung, um die Energiebilanz zu verbessern. Achten Sie darauf, genügend Ballaststoffe zu sich zu nehmen, und stellen Sie Ihre Ernährungsweise dahingehend um, dass Sie Fett - vor allem gesättigte Fettsäuren - stark einschränken.

Bewegung erhöht das HDL

Info

Bei einer Gewichtsabnahme von 10 Prozent - also beispielsweise von 93 auf 84 Kilogramm im Verlauf von 6 Monaten - können Sie Ihr Herzinfarktrisiko um etwa 20 Prozent senken!

Auch wenn Sie kein Sport-Freak sind, können Sie ohne große Anstrengung ein bisschen Bewegung in Ihren Tagesablauf - und damit auch in Ihren Cholesterinspiegel - bringen. Regelmäßige Bewegung senkt das Gesamtcholesterin und erhöht das »gute« HDL!

Wie Sie sich am besten fit halten

Regelmäßige sportliche Betätigung ist ein wichtiger Teil des Weges hin zu einem niedrigeren Cholesterinspiegel und einer gesünderen Lebensweise. Nur über regelmäßigen Ausdauersport ist es möglich, das »gute« HDL-Cholesterin zu erhöhen. Körperliches Ausdauertraining ist aber nicht nur gut für Ihre Blutfette. Es hilft Ihnen, schlank zu werden oder zu bleiben, kräftigt die Muskulatur, stärkt Ihre körperliche und geistige Belastbarkeit und das Immunsystem. Der Blutdruck wird gesenkt, die Fließfähigkeit des Blutes erhöht und das Herz gestärkt. Mit sportlicher Betätigung tun Sie etwas für Ihre Fitness und beugen gleich auf mehreren Wegen Herz-Kreislauf-Erkrankungen vor.

Wichtig ist die Wahl der richtigen Sportart. Es sollte auf jeden Fall ein Ausdauersport sein, wie zum Beispiel Walking, Joggen, Schwimmen oder Fahrradfahren. Nicht geeignet sind dagegen Sportarten, bei denen nur kurzzeitige, aber schwere Belastungen gefordert sind, wie etwa beim Bodybuilding. Das Training sollte mindestens dreimal wöchentlich, am besten aber täglich stattfinden. Auch wenn Sie zu Beginn nicht so lang »durchhalten« - es lohnt sich, dabei zu bleiben! Steigern Sie langsam die Intensität und Dauer Ihrer Aktivität, und Sie werden schnell Erfolge spüren.

Info

Regelmäßiger Sport, am besten eine Ausdauersportart, ist das beste Mittel, um Herz-Kreislauf-Erkrankungen vorzubeugen!

Sportliche Aktivität steigert den HDL-Wert, beeinflusst jedoch das Gesamt- und das LDL-Cholesterin kaum.

Die Erfolge sind messbar!

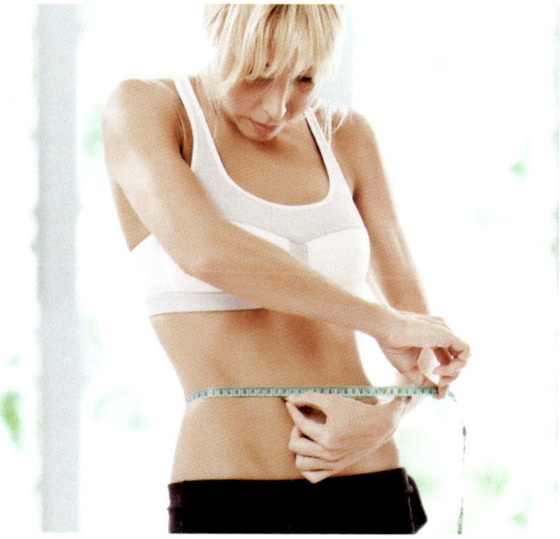

Auch bei der Kontrolle Ihrer Blutfettwerte sehen Sie schnell Veränderungen. Bei einer wöchentlichen Aktivität, die einem Energieverbrauch von 1200 bis 2200 Kilokalorien entspricht, können Sie das herzschutzende HDL-Cholesterin um 2 bis 3 mg/dl erhöhen. In der Tabelle auf Seite 44 finden Sie Beispiele, wie Sie dieses Trainingsvolumen mit unterschiedlichen Sportarten erreichen können. Mit der Steigerung der körperlichen Aktivität steigt proportional auch der HDL-Wert. In einigen Studien konnten Erhöhungen des HDL um bis zu 8 mg/dl erreicht werden. Zusätzlich sanken die Triglyzeridwerte um 8 bis 20 mg/dl.

Die Wirkungsmechanismen, die bei regelmäßiger sportlicher Betätigung die Blutfettwerte beeinflussen, sind noch nicht endgültig geklärt. Vermutlich wird durch den Sport die Aktivität eines Enzyms gesteigert, das Fette (Triglyzeride) aus den im Blut zirkulierenden Lipoproteinpartikeln abspaltet, sodass sie schneller aus dem Blut entfernt werden können. Die Blutfettwerte sinken.

Info

Es ist eindeutig erwiesen, dass »fittere« und trainierte Menschen bessere Blutfettprofile haben. Ihr Risiko, eine Herz-Kreislauf-Erkrankung zu entwickeln, ist wesentlich geringer.

Bewegung erhöht das HDL-Cholesterin

Sportart	Kalorienverbrauch/ halbe Stunde	Dauer für den Verbrauch von 1200 kcal
Joggen (9 km/h)	300	2 Stunden
Schwimmen, Brust (20 m/min)	135	4 Stunden 25 Minuten
Spazierengehen (4 km/h)	39	15 Stunden 20 Minuten
Radfahren (10 km/h)	60	10 Stunden
Tanzen, Foxtrott	180	3 Stunden 20 Minuten
Gymnastik	115	5 Stunden 10 Minuten

Quelle: Schlieper, CA: Grundfragen der Ernährung. Hamburg 2000, S. 18

Fangen Sie klein an!

Generell gilt: Jede noch so kleine körperliche Aktivität ist besser als gar keine. Also lassen Sie öfter mal das Auto stehen und gehen Sie kürzere Strecken zu Fuß; steigen Sie Treppen, auch wenn der Fahrstuhl wartet. Falls Sie mit Bus oder Bahn fahren, steuern Sie doch einfach erst die übernächste Haltestelle an und kombinieren Sie Auto mit Fahrrad oder Bahn mit Fahrrad.

Das richtige Körpergewicht

Mit dem Körpergewicht steigt das Risiko von Herz-Kreislauf-Erkrankungen deutlich. Ihr Gewicht können Sie anhand des so genannten Körper-Massen-Indexes (Body-Mass-Index = BMI) bewerten. Der BMI berechnet sich aus dem Körpergewicht und der Körpergröße.

Info

Wie Sie Ihren BMI berechnen:

$$\frac{\text{Körpergewicht (in kg)}}{\text{Körpergröße (in m)} \times \text{Körpergröße (in m)}}$$

Beispiel:
Bei einer Größe von 1,80 m und einem Gewicht von 75 kg ergibt sich folgender Wert: BMI = 75 : (1,80 x 1,80) = 23

Der BMI ist altersabhängig. Junge Erwachsene beispielsweise sollten einen BMI zwischen 19 und 24 haben, für Ältere entspricht ein BMI zwischen 23 und 28 dem Normalgewicht.

BMI-Einteilung

ab 40 extremes Übergewicht
30 bis 39,9 Übergewicht
25 bis 29,9 leichtes Übergewicht
19 bis 24,9 Normalgewicht
18 bis 18,9 leichtes Untergewicht
16 bis 17,9 Untergewicht
unter 16 extremes Untergewicht

Expertentipp: Ein BMI von 23 ist in jeder Altersklasse optimal bis akzeptabel.

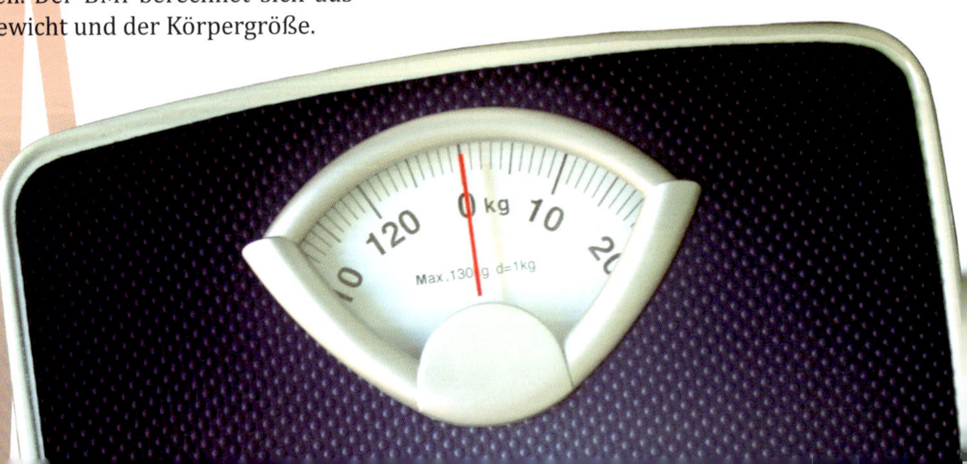

Muster-Tagesplan

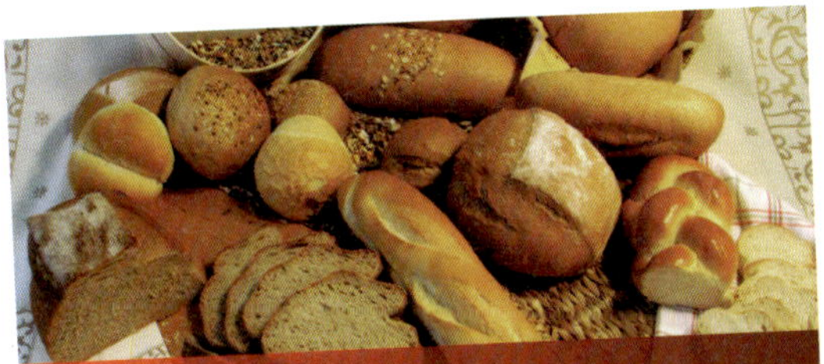

Frühstück

2 Vollkornbrötchen	100 g	221,8 kcal
Halbfettmargarine	15 g	53,1 kcal
Himbeerkonfitüre	25 g	67,2 kcal
1 Scheibe Edamer	30 g	106,3 kcal
2 Tassen Kaffee mit Kondensmilch	300 g	18,6 kcal
1 kleiner Becher Fruchtjoghurt 1,5% Fett	150 g	124,0 kcal

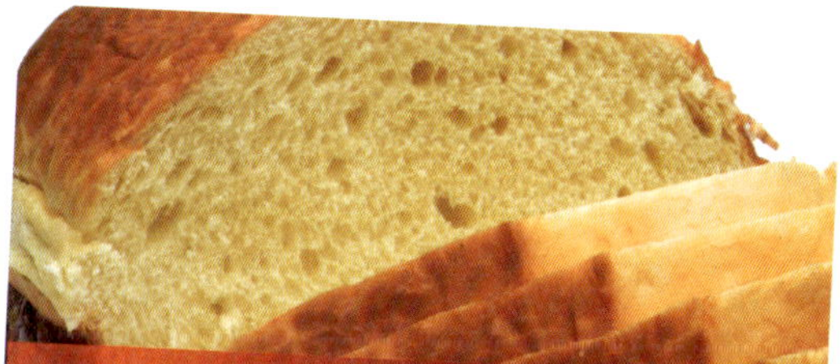

Abendessen

2 Scheiben Vollkornbrot mit Ölsamen	100 g	203,9 kcal
Halbfettmargarine	15 g	53,1 kcal
1 Scheibe Kochschinken	30 g	33,8 kcal
Frischkäse Rahmstufe	30 g	84,4 kcal
2 Tomaten	150 g	26,2 kcal
½ Zwiebel	30 g	8,4 kcal
1 Esslöffel Olivenöl	15 g	132,3 kcal

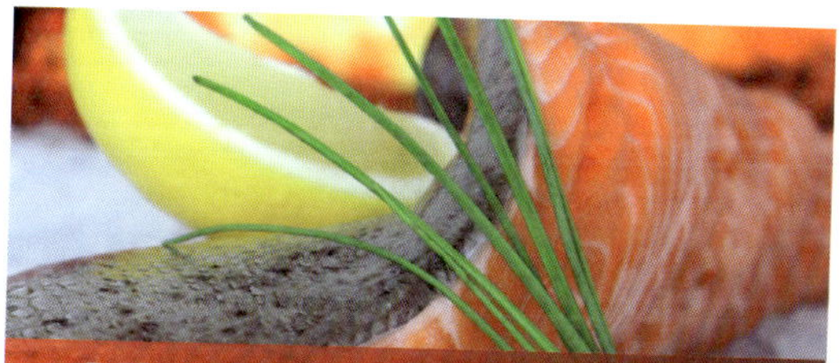

Mittagessen

4-5 Pellkartoffeln	250 g	175,7 kcal
Broccoli frisch gegart	250 g	58,0 kcal
Kabeljau gegart	125 g	112,0 kcal
1 Esslöffel Rapsöl	15 g	131,3 kcal
1 Apfel	130 g	67,4 kcal
1 Glas Apfelsaft	200 ml	98,9 kcal

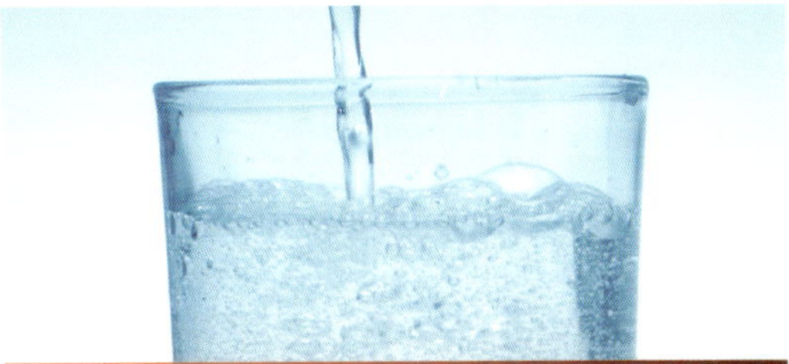

Zwischendurch

2 Flaschen stilles Mineralwasser	1500 ml	0,0 kcal
1 Glas Orangensaft	200 ml	89,9 kcal
1 Glas Grapefruitsaft	200 ml	95,1 kcal
1 Banane	130 g	123,7 kcal

Ergebnis

		Mehrfach ungesättigte Fettsäuren	17,2 g (7%)
Energie	2085,0 kcal	Cholesterin	139,9 mg
Fett	69,8 g (30%)	Eiweiß	83,6 g (17%)
Gesättigte Fettsäuren	19,3 g (8%)	Kohlenhydrate	265,3 g (53%)
Einfach ungesättigte Fettsäuren	29,1 g (13%)	Ballaststoffe	38,2 g

14 wichtige Tipps für den Alltag

1 Bewegung erhöht den HDL-Spiegel! Suchen Sie sich eine Ausdauersportart wie z.B. Schwimmen, Walking, Jogging, Aquagymnastik, Radfahren, Wandern, Skilanglauf oder Tanzen aus, die möglichst täglich auf Ihrem Programm stehen sollte. Schon ein regelmäßiger, ausgiebiger Spaziergang kann Wunder wirken.

2 Um mehr cholesterinspiegelsenkende Ballaststoffe aufzunehmen, probieren Sie einmal Gemüse und Kräuter als alternativen Brotbelag. Sie enthalten viele Ballaststoffe, Vitamine und Mineralien, aber kaum Fett. Außerdem schmecken sie gut und machen satt.

3 Verwenden Sie nur Diätmargarine oder Halbfettmargarine mit Phytosterinen als Aufstrichfett, und auch das nur in Maßen! Zum Braten oder Backen sind Halbfettprodukte allerdings ungeeignet. Verwenden Sie Raps- oder Sojaöl zum Braten.

4 Wählen Sie gesunde Zubereitungsmethoden wie Dünsten, Garen in der Alu- oder Bratfolie, im Tontopf oder Mikrowellengerät sowie Braten in beschichteten Pfannen, im Backofen oder Grill.

5 Probieren Sie zum Mittagessen auch mal ein vegetarisches Gericht, etwa eine Gemüseplatte aus Spinat mit wenig Magerjoghurt, jungen Mohrrüben mit reichlich frischem Dill, einer Grilltomate mit Knoblauchwürfelchen und Schnittlauchröllchen. Die vielen Ballaststoffe, Vitamine und Mineralstoffe bei gleichzeitig wenig Fett, Cholesterin und Purinen sind eine Wohltat für Ihren Stoffwechsel.

6 Versuchen Sie doch einmal gekochte Roggen-, Weizen-, Dinkel- oder Hirsekörner als Beilage zum Mittagessen. Vollkorngetreide ist gleichermaßen eine Wohltat für Darm und Stoffwechsel, denn es macht satt, ist kalorienarm und senkt den Cholesterinspiegel.

Info

Aromatische Getreidemischungen erhalten Sie im Reformhaus oder Bioladen.

7 Verwenden Sie Raps- oder Nussöl für Ihre Salate. Auch zum kurzen leichten Anbraten sind diese Öle hervorragend geeignet.

8 Tofu enthält reichlich cholesterinspiegelsenkende Sojaproteine und gesunde Phytoöstrogene. Legen Sie Tofu am Vorabend in eine kräftige Marinade aus Kräutern, Gewürzen und wenig Rapsöl ein, so bekommt Ihr Tofugericht eine hervorragende Note.

9 Besonders für Fischfans mit erhöhten Blutfettwerten gibt es ideale Möglichkeiten, um diese wieder in den Griff zu bekommen, denn fettreiche Fische wie Lachs, Hering und Makrele enthalten reichlich Omega-3-Fettsäuren, die den Triglyzeridspiegel extrem senken.

10 Bevorzugen Sie bei Milch und Milchprodukten wie Joghurt stets die fettarmen Varianten mit 1,5 %, besser noch 0,1 % Fett.

11 Hülsenfrüchte sind echte Ballaststoffbomben mit reichlich Vitaminen und Mineralstoffen, gleichzeitig sind sie nahezu fettfrei und kalorienarm. Wie wär's zwischendurch mit einem süßsauren Linseneintopf oder einer leckeren Suppe aus weißen Bohnen?

12 Quarkspeisen, Kräuterquark oder ähnliche Zubereitungen schmecken fast wie Sahnequark, wenn Sie den Magerquark mit einem Schneebesen und kohlensäurehaltigem Mineralwasser aufschlagen. So sparen Sie Fett, gesättigte Fettsäuren und Cholesterin, büßen aber nichts an Geschmack und Cremigkeit ein.

13 Belegen Sie Vollkornbrot öfter mit pflanzlichen Brotaufstrichen aus Sojaprodukten, pikant zubereitetem Magerquark oder fettreduziertem Käse (bis 40 % Fett i.Tr. oder 20 % Fett absolut).

14 Reichern Sie Magerjoghurt, Quarkspeisen und Obstsalate immer mit zwei Teelöffeln Plantago-ovata-Samenschalen, Haferkleie oder Pektin an. Aber vergessen Sie nie, dass Sie dazu ausreichend trinken müssen.

Info

Rezeptvorschlag:
Haben Sie schon einmal ein Fischfilet mit Tomatenmark bestrichen, reichlich mit Kräutern belegt und mit Zitronensaft beträufelt in Alufolie kurz im Backofen gebacken? Probieren Sie es aus – dieses schnelle Gericht ist eine Wohltat für Herz und Gefäße!

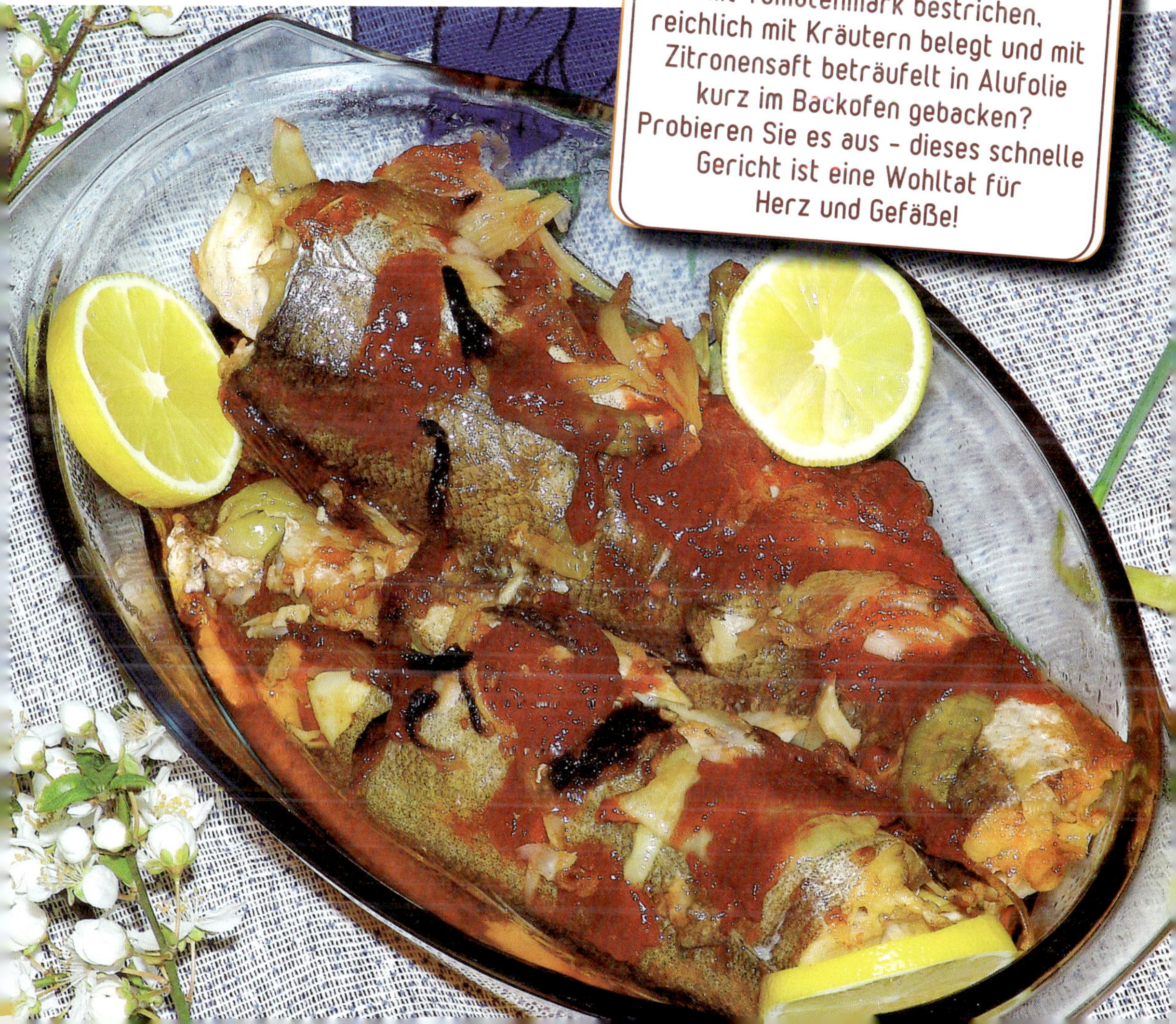

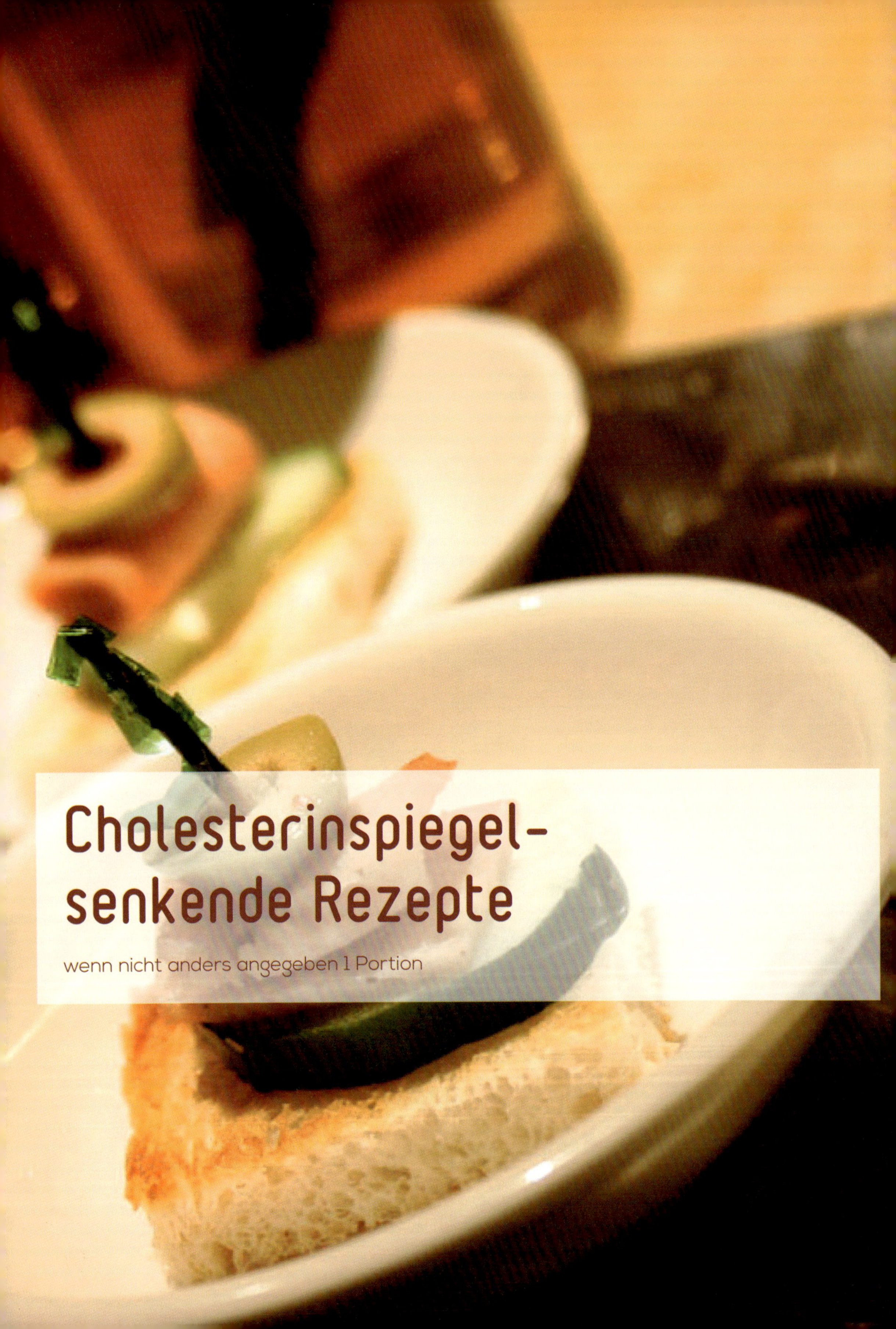

Cholesterinspiegel-senkende Rezepte

wenn nicht anders angegeben 1 Portion

Leckeres süßes Brot

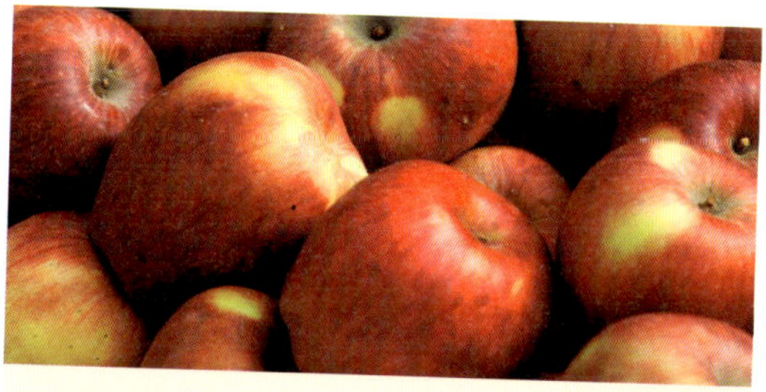

Zubereitung

Das Brot toasten und mit saurer Sahne bestreichen. Den Apfel waschen und das Kerngehäuse ausstrechen. In dünne Scheiben schneiden, mit Zitronensaft beträufeln und Zimt bestäuben. Die Scheiben auf die saure Sahne legen und mit Kirschkonfitüre bestreichen.

Zutaten

- *2 Scheiben Leinsamenvollkornbrot*
- *1 EL saure Sahne*
- *4 dünne Scheiben Apfel*
- *Einige Spritzer Zitronensaft*
- *Eine Messerspitze Zimt*
- *2 EL Kirschkonfitüre (bei erhöhten Triglyzeriden oder bei Diabetes mellitus mit Süßstoff gesüßt)*

Info

Zusammensetzung

Energie: 352.4 kcal. Eiweiß (9%): 7.8 g
Fett (11%): 4.2 g. Kohlenhy. (80%): 69.4 g
Ballastst.: 9.7 g. mf. ung. FS: 1.8 g
Cholest.: 3.7 mg

Frühstücksbrötchen mit Banane und Quark

Zubereitung

Das Vollkornbrötchen in der Mitte durchschneiden und beide Seiten toasten und mit Zimt bestäuben. Den Quark mit Wasser cremig rühren, mit Süßstoff und Zitronensaft abschmecken, die Zesten unterrühren und auf die Brötchenhälften streichen. Die Banane in Scheiben schneiden und mit Zitronensaft beträufeln. Auf dem Quark verteilen.

Zutaten

- *1 Vollkornbrötchen*
- *2 EL Magerquark*
- *2 TL Wasser*
- *Süßstoff*
- *Zimt*
- *Zitronenzesten*
- *50 g Banane*
- *Zitronensaft*

Info

Zusammensetzung

Energie: 183.0 kcal. Eiweiß (19%): 8.6 g.
Fett (5%): 0.9 g. Kohlenhy. (76%): 33.9 g.
Ballastst.: 4.3 g. mf. ung. FS: 0.4 g.
Cholest.: 0.3 mg

Deftiges Pumpernickel mit Schinken

Zubereitung
Das Brot toasten und mit dem Meerrettich dünn bestreichen, mit Schinken belegen. Darauf den Hüttenkäse verteilen und mit gehackten Kräutern bestreuen.

Info

Zusammensetzung
Energie: 239.6 kcal, Eiweiß (24%): 14.3 g
Fett (8%): 2.3 g, Kohlenhy. (67%): 39.5 g
Ballastst.: 9.2 g, mf. ung. FS: 0.6 g
Cholest.: 11.7 mg

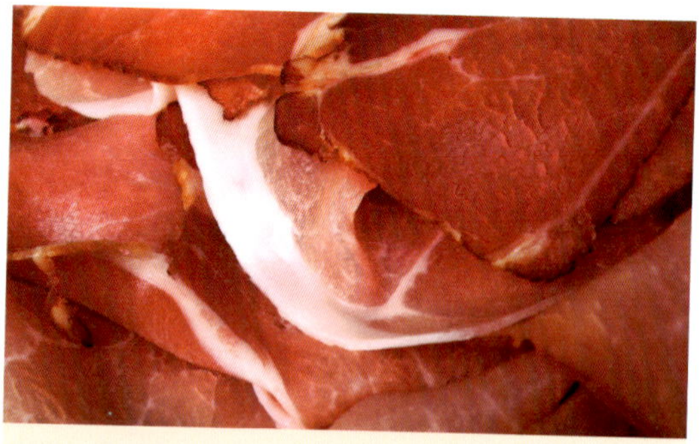

- *2 Scheiben Pumpernickel*
- *2 dünne Scheiben Schwarzwälder Schinken oder Seranoschinken*
- *1-2 TL Meerrettich*
- *30 g Hüttenkäse (Magerstufe)*
- *1-2 TL gehackte Kräuter (beispielsweise Petersilie oder Schnittlauch)*

Harzer-Brote

Zubereitung
Das Vollkornbrot mit Senf dünn bestreichen. Den Harzer dünn aufschneiden und auf den Brotscheiben verteilen. Die Zwiebel in dünne Scheiben schneiden und auf den Harzer legen, mit frischem gehacktem Dill bestreuen.

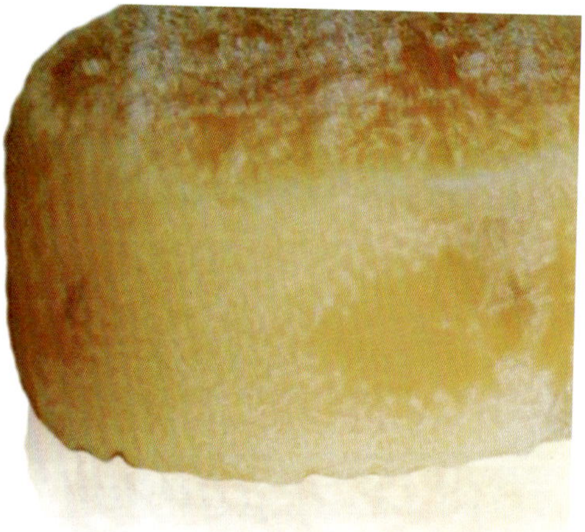

Info

Zusammensetzung
Energie: 287.9 kcal, Eiweiß (33%): 23.2 g
Fett (12%): 3.8 g, Kohlenhy. (55%): 38.8 g
Ballastst.: 9.4 g, mf. ung. FS:1.8 g,
Cholest.:1.5 mg

Zutaten
- *2 Scheiben Vollkornbrot*
- *1 TL Dijonsenf*
- *50 g Harzer Käse*
- *1 kleine rote Zwiebel*
- *Gehackter Dill*

Deftige Aufstriche

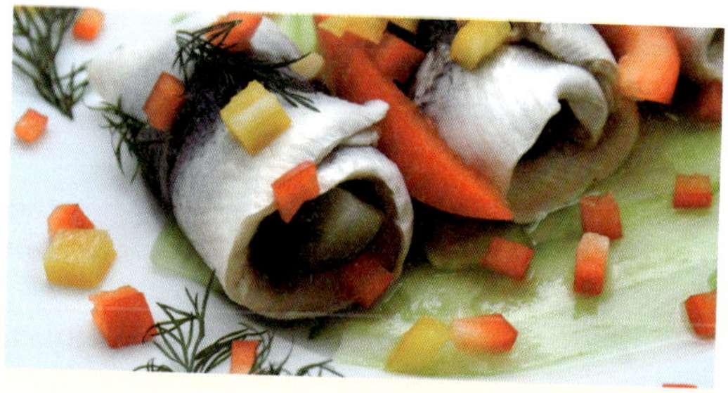

Matjes-Häckerle

Zubereitung
Den Matjes, die Zwiebel, die Paprika und den Apfel in Würfelchen schneiden. Joghurt, Limettensaft, Kräuter, Salz und Pfeffer vermischen und mit Süßstoff abschmecken. Soße mit den Würfelchen gut vermischen. Dazu passen Pumpernickel oder Pellkartoffeln

Info

Zusammensetzung
Energie: 187,3 kcal, Eiweiß (24%): 10,9 g
Fett (58%): 12,2 g, Kohlenhy. (18%): 8,3 g
Ballastst.: 2,5 g, mf. ung. FS: 2,4 g,
Cholest.: 71,7 mg

Zutaten
- *Zutaten (2 Portionen)*
- *50 g Matjesfilet*
- *¼ Apfel*
- *½ rote Zwiebel*
- *1 TL gehackte Kräuter*
- *½ TL Limettensaft*
- *Wenig Süßstoff*
- *20 g rote Paprika*
- *1 EL Joghurt (entrahmt)*
- *1 Messerspitze Salz*
- *Weißer Pfeffer*

Makrele-Birnen-Aufstrich
(2 Portionen)

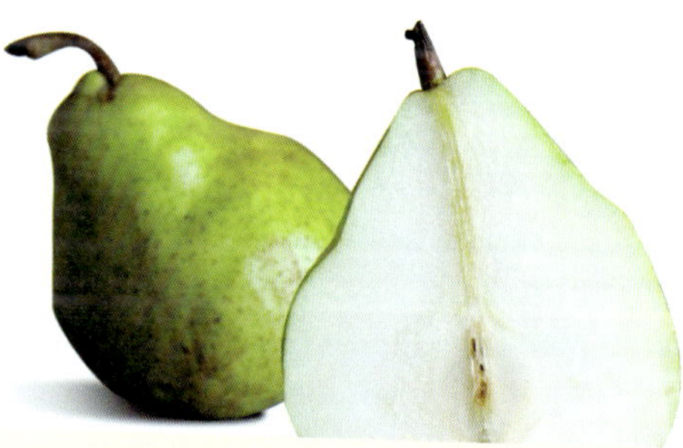

Zubereitung
Die Makrele in Würfel schneiden. Die Birne in Würfelchen schneiden und mit Ztronensaft beträufeln. Die Schnittlauchröllchen, die in feine Streifen geschnittene Möhre und Porreestreifen mit der Makrele und der Birne vermischen. Den Frischkäse mit wenig Wasser glattruhren, mit Süßstoff und den Gewürzen abschmecken. Alles gut vermischen. Dazu passen gut Vollkornbrötchen.

Info

Zusammensetzung
Energie: 199,7 kcal, Eiweiß (32%): 15,9 g,
Fett (46%):10,4 g, Kohlenhy. (21%): 10,5 g,
Ballastst.: 3,4 g, mf. ung. FS: 1,0 g,
Cholest.: 49,1 mg

Zutaten
- *50 g geräucherte Makrele*
- *½ Birne*
- *1 TL Zitronensaft*
- *30 g Porree*
- *1 TL Schnittlauchröllchen*
- *¼ Mohrrübe*
- *2 EL Frischkäse (fettarm)*
- *Salz*
- *Weißer Pfeffer*
- *Süßstoff*
- *1 Spritzer Weißweinessig*

Harzer-Aufstrich
(2 Portionen)

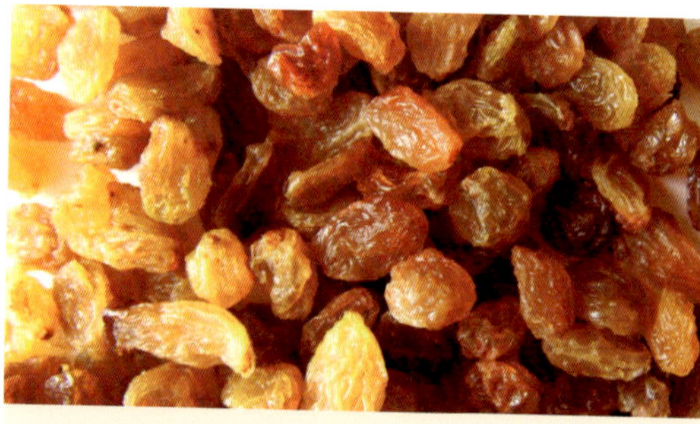

Zubereitung
Den Harzer Käse in Würfel schneiden. Die Rosinen in Traubensaft einweichen. Die Zwiebelwürfel dazugeben. Öl, Essig und Gewürze vermischen und abschmecken und alle Zutaten vermischen. Leinsamen trocken in der Pfanne anrösten und dann mit Schnittlauchröllchen vermischen. Mit den anderen Zutaten vermischen.

Zutaten
- *50 g Harzer Käse (ohne Schimmel und Kümmel)*
- *1 geh. EL Rosinen*
- *2 EL Traubensaft*
- *½ kleine weiße Zwiebel*
- *1 TL Rapsöl*
- *½ TL Balsamessig*
- *Süßstoff*
- *Paprika edelsüß*
- *Salz*
- *Bunter Pfeffer*
- *1 TL Schnittlauchröllchen*
- *2 TL Leinsamen*

Info

Zusammensetzung
Energie: 222.0 kcal. Eiweiß (35%): 18.5 g. Fett (35%): 8.6 g. Kohlenhy. (30%): 16.1 g. Ballastst.: 5.0 g. mf. ung. FS: 3.8 g. Cholest.:1.6 mg

Apfel-Meerrettich-Hüttenkäse
(2 Portionen)

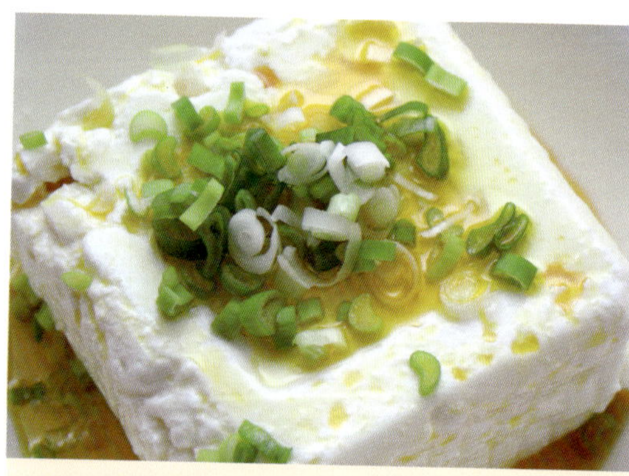

Zubereitung
Den Apfel raspeln, die Zwiebel fein würfeln, die Petersilie hacken und alle Zutaten vermischen und deftig kräftig abschmecken. Passt ideal zu einem Roggenvollkornbrot und mit einem Hauch Senf zu Leinsamenvollkornbrot oder einem Hauch Honig oder Süßstoff zu Pumpernickel.

Zutaten
- *50 g Hüttenkäse (mager)*
- *½ Apfel, Sauer (z. B. Cox Orange)*
- *½ kleine weiße Zwiebel*
- *1 TL gehackte Petersilie*
- *½ TL frisch geraspelter Meerrettich*
- *Salz*
- *Weißer Pfeffer*
- *½ TL Limettensaft*

Info

Zusammensetzung
Energie: 78.7 kcal. Wasser: 116.5 g. Eiweiß (39%): 7.4 g. Fett (11%): 1.0 g. Kohlenhy. (50%): 9.4 g. Ballastst.: 1.9 g. Alkohol (0%): 0.0 g. mf. ung. FS: 0.2 g. Cholest.: 2.5 mg

Gemüsequark

Zubereitung

Den Porree in dünne Scheiben schneiden, die Zwiebel in Stückchen schneiden, Kohlrabi, Apfel und Mohrrüben raffeln und mit Essig oder Zitronensaft beträufeln. Den Quark mit Mineralwasser glattrühren und mit den Gewürzen und ganz wenig Süßstoff abschmecken. Die Gemüse unterbeben. Eine Hälfte der gehackten Kräuter unterheben. Den Rest über den Gemüsequark streuen. Das passt gut zu Pellkartoffeln oder kann als Aufstrich gegessen werden. Der Gemüsequark passt auch gut zu Gegrilltem.

Info

Zusammensetzung

Energie: 149.4 kcal. Eiweiß (47%): 16.9 g.
Fett (5%): 0.8 g. Kohlenhy. (48%): 17.1 g.
Ballastst.: 5.6 g. mf. ung. FS: 0.4 g.
Cholest.: 1.0 mg

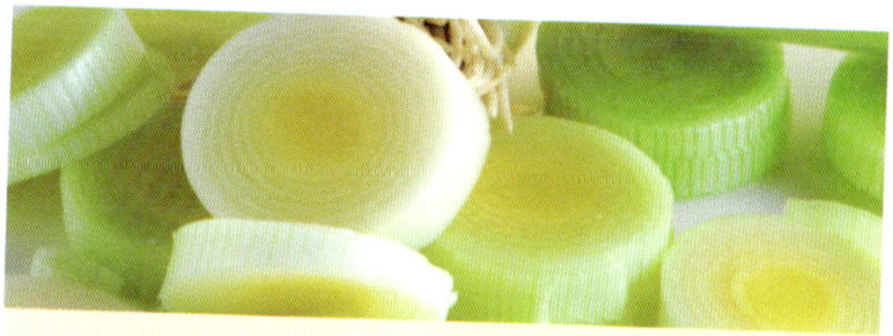

Zutaten

- *50 g Porree*
- *50 g Mohrrübe*
- *½ kleine weiße Zwiebel*
- *50 g Kohlrabi*
- *½ knackiger Apfel (z. B. Granny Smith)*
- *100 g Magerquark*
- *2 EL Mineralwasser*
- *Salz*
- *Pfeffer*
- *Süßstoff*
- *Ingwer*
- *Kümmel*
- *1 Spritzer Sherryessig oder Zitronensaft*
- *1 EL gehackte Kräuter*

Alternativer Kartoffelpuffer mit Kräuter-Zwiebel-Hüttenkäse

Zubereitung

Eine Hälfte der Kartoffeln als Salzkartoffeln garen, abkühlen und stampfen. Die andere Hälfte raffeln und mit dem Eiklar, der fein in Würfel geschnittenen Zwiebel, dem Parmesan, dem Magerquark, den Knoblauchwürfeln, den Gewürzen und den Schnittlauchröllchen zu einem geschmeidigen Teig verarbeiten. In zwei Portionen teilen. In einem mit wenig Rapsöl eingepinselten Waffeleisen oder Kontaktgrill knusprig braun werden lassen. Dazu den pikanten Hüttenkäse servieren.

Den Hüttenkäse mit den gehackten Kräutern, den gewürfelten Zwiebeln, dem Senf und den Gewürzen abschmecken. Zum Schluss die geviertelten Cocktailtomaten vorsichtig untermischen.

Zutaten

- *200 g Kartoffeln*
- *1 Eiklar*
- *1 mittlere weiße Zwiebel, ½ rote Zwiebel*
- *1 Knoblauchzehe*
- *1 EL Schnittlauchröllchen*
- *Muskat, Majoran*
- *Ein Spritzer Zitronensaft*
- *1 EL geriebener Parmesan*
- *1 EL Magerquark*
- *Schwarzer Pfeffer, Weißer Pfeffer, Salz*
- *100 g Hüttenkäse (mager)*
- *2 EL gehackte Kräuter*
- *1 TL scharfer Senf*
- *Ein Spritzer Zitronensaft*
- *Süßstoff*
- *4 Cocktailtomaten*
- *Rapsöl zum Einpinseln*

Info

Zusammensetzung

Energie: 375.6 kcal. Eiweiß (31%): 28.1 g.
Fett (22%): 9.2 g. Kohlenhy. (47%): 42.4 g.
Ballastst.: 7.6 g. mf. ung. FS: 2.1 g.
Cholest.: 9.4 mg

Porree-Birnen-Orangen-Salat mit Buttermilch-Rosinendressing

Zubereitung

Den Porree in feine Scheiben schneiden. Die Birne in feine Streifen und mit dem Zitronensaft beträufeln. Die Orangenhälfte filieren und dabei den Saft auffangen und mit der Buttermilch vermischen, Süßstoff, etwas frisch geriebenem Ingwer und einer Prise Salz abschmecken. Rosinen in mit Rumaroma leicht aromatisiertem warmem Wasser eine halbe Stunde einweichen und quellen lassen. Die Mandelblättchen trocken in der Pfanne leicht bräunen. Alle Zutaten miteinander vermischen.

Info

Zusammensetzung

Energie: 197,3 kcal, Eiweiß (15%): 7,0 g, Fett (29%): 6,4 g, Kohlenhy. (56%): 26,5 g, Ballastst.: 7,6 g, mf. ung. FS: 1,4 g, Cholest.: 1,5 mg

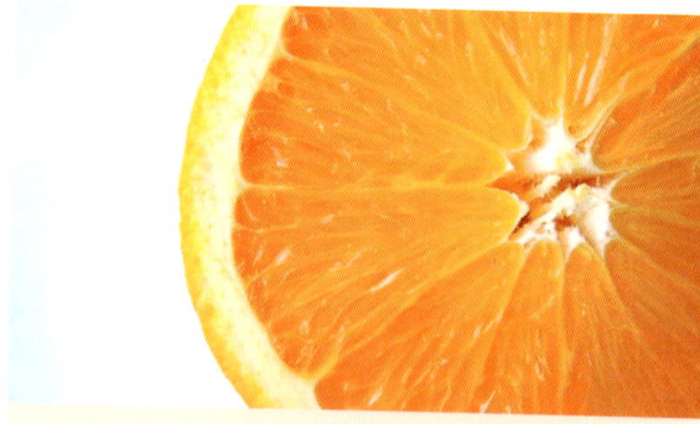

Zutaten

- *100 g Porree*
- *½ Birne*
- *½ Orange*
- *1 TL Zitronensaft*
- *½ Tasse Buttermilch*
- *2 TL Rosinen*
- *Wasser*
- *Rumaroma*
- *Süßstoff*
- *Ingwer*
- *Salz*
- *1 EL Mandelblättchen*

Kohlrabi-Apfel-Möhren-Rohkost

Zubereitung

Den Apfel raffeln und mit Limettensaft beträufeln, die Möhre reiben, den Kohlrabi raffeln. Die Gemüse und den Apfel vermengen. Kefir mit Zitronensaft und etwas Süßstoff sowie Mark einer Viertel Vanilleschote vermischen. Die Haselnüsse in der Pfanne trocken anrösten und zum Dressing geben. Die gehackte Petersilie unterrühren. Das Dressing gut mit dem Salat vermischen.

Info

Zusammensetzung

Energie: 181,7 kcal, Eiweiß (11%): 4,8 g, Fett (34%): 6,9 g, Kohlenhy. (54%): 23,9 g, Ballastst.: 6,9 g, mf. ung. FS: 1,0 g, Cholest.: 0,0 mg

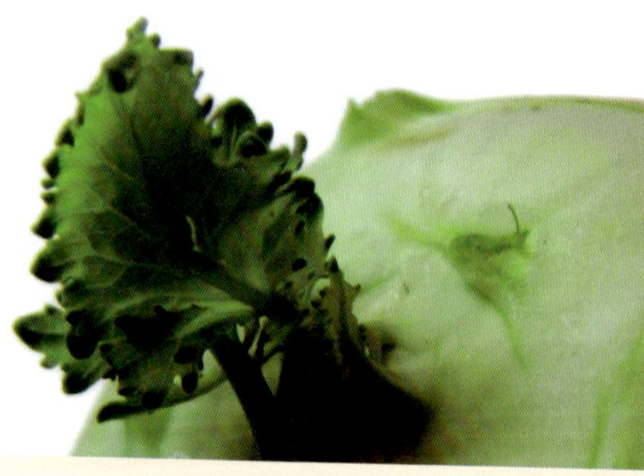

Zutaten

- *1 mittelgroßer saurer Apfel (z. B. Boskop)*
- *1 mittlere Mohrrübe*
- *¼ mittlerer Kohlrabi*
- *2 EL Kefir (entrahmt)*
- *1 TL Limettensaft*
- *Süßstoff*
- *¼ Vanilleschote*
- *1 EL gehackte Haselnüsse*
- *1 EL gehackte Petersilie*

Tomaten-Brotsalat mit Schinken

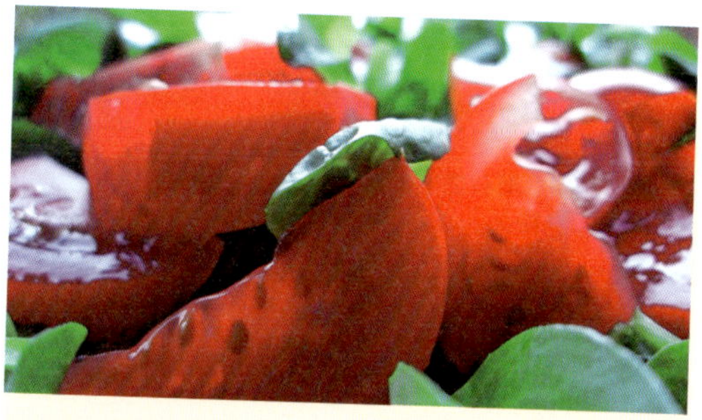

Zutaten

- *200 g Cocktailtomaten*
- *2 Knoblauchzehen*
- *1 mittelgroße weiße Zwiebel*
- *Basilikumblätter*
- *1 EL gehackte Petersilie*
- *1 EL Schnittlauch*
- *1 TL Rapsöl*
- *5 Scheiben magerer Schinken (ohne Fettrand)*
- *1 Scheibe Vollkornbrot*
- *2 Hände voll Feldsalat*
- *Balsamessig*
- *Süßstoff*
- *Salz*
- *Bunter Pfeffer*
- *Chilipulver*

Zubereitung

Die Tomaten vierteln, die Zwiebel in feine Ringe schneiden, den Knoblauch grob würfeln, den Schinken fein in Streichen schneiden. Das Rapsöl in der Pfanne leicht erhitzen und darin den Schinken, die Zwiebeln und den Knoblauch anschwitzen. Das Vollkornbrot toasten und in Würfel schneiden und auch in die Pfanne geben. Die Pfanne von der Platte neben und 2 TL Balsamessig dazu geben, mit Kräutern und Gewürzen mischen und etwas Chili pikant abschmecken. Kurz vor dem Servieren den zerzupften Feldsalat unterheben. Auf einem Teller anrichten und mit Basilikum garnieren und mit grob gemahlenem bunten Pfeffer dekorieren. Dazu passt ein Vollkornbrötchen oder Pellkartoffeln.

Info

Zusammensetzung

Energie: 283.3 kcal, Eiweiß (25%): 17.0 g,
Fett (26%): 8.3 g, Kohlenhy. (49%): 33.8 g
Ballastst.: 8.6 g, mf. ung. FS: 2.4 g
Cholest.: 25.6 mg

Apfel-Hafer-Walnuss-Müsli

Zutaten

- *1 ½ aromatische Äpfel (z. B. Cox Orange)*
- *1 TL Zitronensaft*
- *Süßstoff*
- *Zimt*
- *3 geh. EL Haferflocken*
- *1 EL Leinsamen*
- *1 EL Walnüsse*
- *150 g Joghurt (entrahmt)*
- *Buttervanillearoma*

Zubereitung

Den Apfel raffeln und mit Zitronensaft beträufeln. Die Haferflocken, die Leinsamen und die gehackten Walnüsse trocken in der Pfanne anrösten. Joghurt mit Aroma, Süßstoff und Zimt abschmecken und alle Zutaten vermischen.

Info

Zusammensetzung

Energie: 537.2 kcal, Eiweiß (14%): 18.8 g
Fett (32%):19.2 g, Kohlenhy. (54%): 70.2 g
Ballastst.: 10.2 g, mf. ung. FS:: 11.7 g,
Cholest.: 1.5 mg

Paprika-Lachs-Pfanne mit Pellkartoffeln

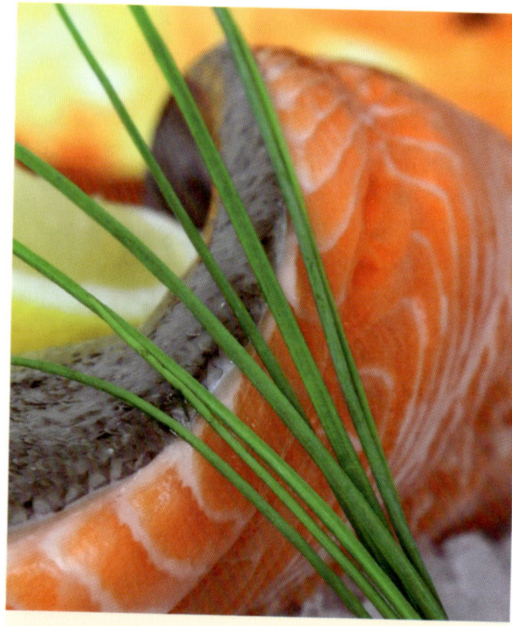

Zubereitung

Die Paprikasteifen, die Zwiebelwürfelchen, Zesten, Apfelwürfel und Schinkenstreifen in Rapsöl anschwitzen und mit Gemüsebrühe ablöschen. Abgedeckt einige Minuten dünsten lassen. Jetzt Orangensaft dazugeben. Den Lachs mit grobem Meersalz salzen, mit Zitronensaft säuern und mit gehacktem Dill bestreuen. Den Lachs auf das Gemüsebett jeweils 3 Minuten auf beiden Seiten abgedeckt dünsten. Eventuell mit 2-3 EL Gemüsebrühe aufgießen. Jetzt den Lachs mit dem Gemüse bedecken. Die Kondensmilch dazugeben, alles abschmecken, kurz aufwallen lassen. Die Stärke mit Gemüsebrühe anrühren und alles leicht andicken. 1 EL gehackte Kräuter unterheben. Die Kartoffeln als Pellkartoffeln garen, pellen und in gehackten Kräutern wenden.

Zutaten

- *200 g Paprika (eine Hälfte rot, eine Hälfe gelb)*
- *½ rote Zwiebel*
- *½ saurer Apfel (z. B. Boskop)*
- *2 Scheiben Schinken*
- *½ TL Rapsöl*
- *Gemüsebrühe*
- *100 g Lachsfilet*
- *Grobes Meersalz*
- *1 Zweig Dill*
- *1 TL Zitronensaft*
- *Zitronenzesten*
- *2 EL Orangensaft*
- *Weißer Pfeffer*
- *½ TL Weizenstärke*
- *3 EL Kondensmilch (4 % Fett)*
- *Süßstoff*
- *200 g Kartoffeln (als Pellkartoffel zu Garen)*
- *2 EL gehackte Kräuter*

Info

Zusammensetzung

Energie: 437.9 kcal. Eiweiß (30%): 32.0 g.
Fett (20%): 9.7 g. Kohlenhy. (50%): 52.7 g.
Ballastst.: 14.5 g. mf. ung. FS: 2.4 g.
Cholest.: 50.0 mg

Nudelpfanne mit Cocktailtomaten

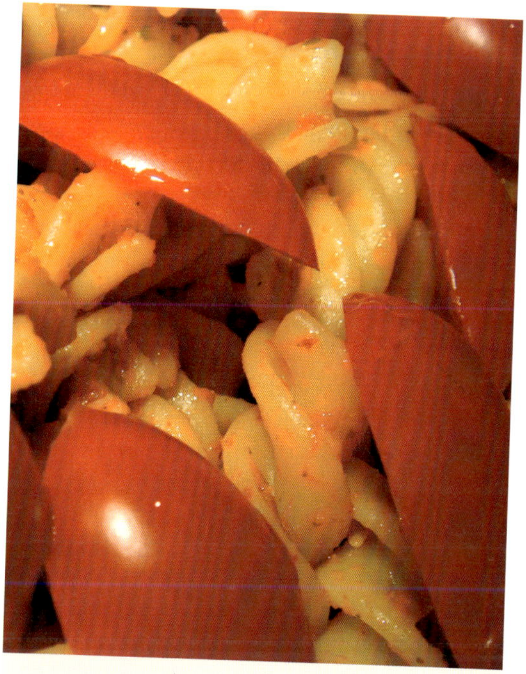

Zubereitung

Die Cocktailtomaten halbieren und zusammen mit den Schinkenstreifen, Zwiebelwürfeln, Tomatenmark, Sirup, Knoblauchwürfeln und einem Zweig Rosmarin im nicht zu heißen Walnussöl kurz andünsten. Mit Gemüsebrühe abloschen und den Rosmarikzweig nach kurzem Aufwallen herausnehmen. Alles abschmecken. Die Nudeln kochen und abtropfen lassen und mit Parmesan bestreuen. Mit der Soße übergießen, mit Basilikum dekorieren und mit Schnittlauchröllchen und gemahlenem Pfeffer überstreuen und servieren. Dazu passt Vollkorntoastbrot oder Vollkornbaguette.

Zutaten

- *250 g Cocktailtomaten*
- *1 mittelgroße weiße Zwiebel*
- *1 EL Schnittlauchröllchen*
- *Basilikumblätter*
- *1 Knoblauchzehe*
- *1 TL Zuckerrübensirup*
- *2 EL Tomatenmark*
- *3 EL Gemüsebrühe*
- *75 g Vollkornnudeln (Rohgewicht)*
- *20 g italienischer Schinken*
- *2 EL Parmesan*
- *1 TL Walnussöl*
- *Schwarzer Pfeffer*
- *Oregano*
- *Salz*
- *Rosmarin*

Info

Zusammensetzung

Energie: 543.8 kcal, Eiweiß (18%): 23.7 g
Fett (27%): 16.6 g, Kohlenhy. (55%): 71.7 g
Ballastst.: 12.0 g, mf. ung. FS: 3.6 g,
Cholest.: 72.0 mg

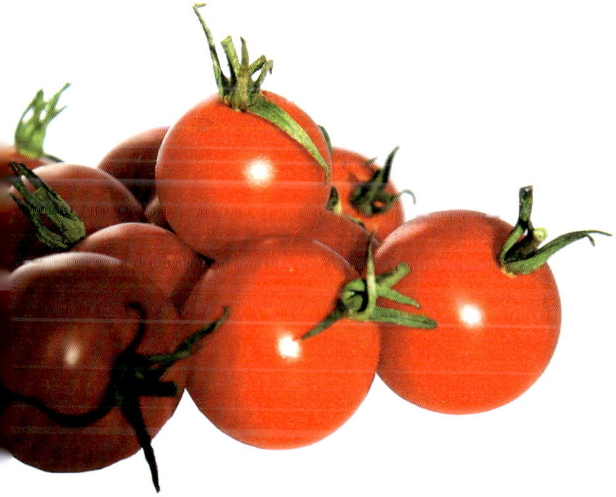

Bohnenpfanne mit Wildreis

Zubereitung

Die Bohnen in mundgerechte Stücke schneiden. Die Schalotten in große Stücke schneiden. Die Knoblauchzehen hacken. Den gekochten Schinken in feine Streifen schneiden. Das Rapsöl in der Pfanne erhitzen, die Schalotten und den Knoblauch anschwitzen, die Bohnen dazugeben und kurz anschwitzen. Mit einer Tasse Gemüsebrühe ablöschen und 10 Minuten abgedeckt köcheln lassen. Mit Zitronensaft, Süßstoff und den Gewürzen und Kräutern abschmecken. Die Schinkenstreifen dazugeben, weiter köcheln lassen. Die Weizenstärke mit 3 EL Gemüsebrühe anrühren, Saure Sahne dazu geben und die Pfanne von der Platte ziehen. Mit den Stärke-Brühe-Sahne-Mischung aufgießen und kurz aufwallen lassen. Mit grob gehackter Petersilie und Emmentaler-Würfeln bestreuen. Den Wildreis bissfest garen und mit Salz, Pfeffer und etwas Tabasco abschmecken. Zur Bohnenpfanne servieren.

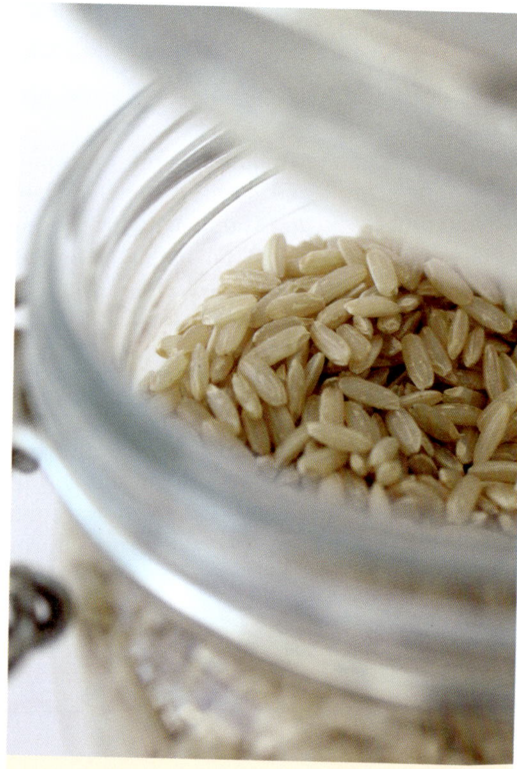

Zutaten

- *250 g grüne Bohnen (frisch oder tiefgefroren)*
- *2 Schalotten*
- *3 Knoblauchzehen*
- *2 EL gehackte Kräuter*
- *2 Scheiben gekochter Schinken*
- *Gemüsebrühe*
- *1 TL Zitronensaft*
- *Süßstoff*
- *Salz*
- *Pfeffer*
- *Bohnenkraut*
- *Thymian*
- *1 TL Rapsöl*
- *1 TL Weizenstärke*
- *1 Scheibe Emmentaler*
- *2 geh. EL saure Sahne (10 % Fett)*
- *60 g Wildreis*
- *Tabasco*

Info

Zusammensetzung

Energie: 633.6 kcal. Eiweiß (22%): 33.4 g. Fett (32%): 23.1 g. Kohlenhy. (46%): 71.3 g. Ballastst.:11.8 g. mf. ung. FS: 3.3 g. Cholest.: 70.1 mg

Warme „Rohkost" mit Knoblauch-Ingwer-Pumpernickel

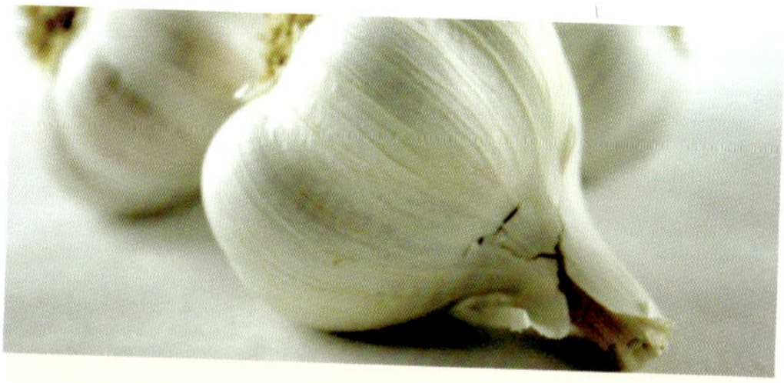

Zubereitung

Den Speck würfeln und in der Pfanne zusammen mit Schalottenwürfelchen, den Zesten Paprikawürfeln sowie gehackten Kürbiskernen anrösten. Mit Balsamessig ablöschen, mit Süßstoff, Kräutern und Gewürzen abschmecken, von der Platte nehmen und den mundgerecht gerupften Rukolablättern in den heißen Zutaten wenden. Die Cocktailtomaten dazugeben und noch mal durchmischen. Das Pumpernickel knusprig toasten und in feine Würfel schneiden. Diese unter den Salat mischen. Dazu passt Vollkorntoastbrot.

Zutaten

- *150 g Rukola (Rauke)*
- *100 g Cocktailtomaten*
- *2 Schalotten*
- *2 Knoblauchzehen*
- *50 g magerer Speck (ohne Fettrand)*
- *1 Frühlingszwiebel*
- *½ rote Paprika*
- *1 TL Kürbiskerne*
- *1 TL Kürbiskernöl*
- *½ Scheibe Pumpernickel*
- *Balsamessig*
- *Basilikum*
- *Salz*
- *Pfeffer*
- *Ingwer*
- *Süßstoff*
- *Limettenzesten*

Info

Zusammensetzung

Energie: 307.9 kcal. Eiweiß (26%): 19.7 g. Fett (38%): 13.1 g. Kohlenhy. (36%): 26.6 g. Ballastst.: 10.0 g. mf. ung. FS: 4.9 g. Cholest.: 25.6 mg

Chili-Mandeln

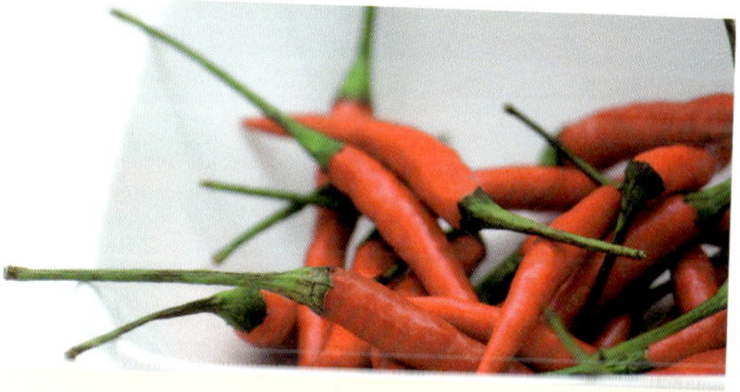

Zubereitung

Den Backofen auf 180° C vorheizen. 1 Esslöffel Margarine in einer kleinen Pfanne erhitzen. Während die Margarine schmilzt, 1/8 Teelöffel Chilipulver und 1/8 Teelöffel Salz einrühren. Anschließend unter Rühren 1/4 Tasse grob gehackter Mandeln zugeben. Die Mandeln auf ein mit Alufolie ausgelegtes Backblech geben und 10 bis 15 Minuten backen, bis sie duften. Abkühlen lassen und über den Salat verteilen.

Zutaten

- *15g Diätmargarine*
- *Chilipulver*
- *Salz*
- *¼ Tasse gehackte Mandeln*

Info

Nährwertangaben

Kalorien: 198. Cholesterin: 14 mg. Fett insgesamt: 12 g. Ballaststoffe: 6 g. Gesättigte Fettsäuren: sehr wenig. Einfach ungesättigte Fettsäuren: 4.1 g. Mehrfach ungesättigte Fettsäuren: 3 g. Kohlenhydrate: 20 g. Proteine: 6 g

Fenchel-Tomaten-Suppe mit Walnuss-Zitronen-Gremolata

(4 Portionen)

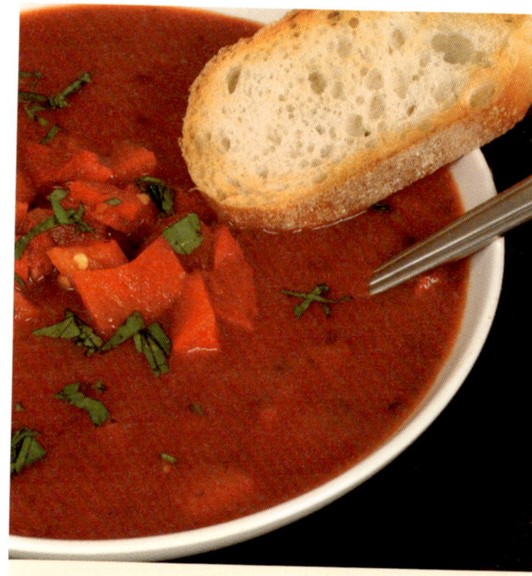

Zubereitung

Fenchel putzen (Fenchelgrün beiseitelegen), abspülen, halbieren, den Strunk herausschneiden und den Fenchel klein schneiden. Zwiebel und Knoblauch pellen und würfeln. Olivenöl in einem Topf erhitzen. Fenchel, Zwiebel und Knoblauch darin kurz andünsten. Tomaten mit Flüssigkeit und Gemüsefond zugeben. Alles zugedeckt ca. 20 Minuten kochen. Suppe mit einem Schneidstab nicht ganz fein pürieren und mit Salz, Pfeffer und Zucker abschmecken. Walnüsse hacken und kurz in einer kleinen, beschichteten Pfanne fettfrei rösten. Mit Zitronenschale, Parmesan und Fenchelgrün mischen. Zum Servieren etwas Gremolata auf die Suppe geben und mit Fenchelgrün garnieren. Den Rest Gremolata extra dazu reichen.

Zubereitungszeit: ca. 30 Minuten

Zutaten

- *2 Fenchelknollen (ca. 400 g)*
- *1 Zwiebel*
- *1 Knoblauchzehe*
- *1 EL Olivenöl extra vergine*
- *1 Dose (240 g) geschälte Tomaten*
- *400 ml Gemüsefond*
- *Salz, Pfeffer, frischer Oregano*
- *1 Prise Zucker*

Für die Gremolata:

- *60 g kalifornische Walnüsse*
- *abgeriebene Schale von 1/2 Bio-Zitrone oder Limette*
- *40 g frisch geriebener Parmesan*
- *1 EL gehacktes Fenchelgrün*

Außerdem:

- *Fenchelgrün zum Garnieren*

Info

Nährwertangaben pro Portion

Energie: 224 kcal/ 939 kJ. Eiweiß: 8.8 g. Fett: 17.6 g Gesättigte Fettsäuren: 3.8 g. Ungesättigte Fettsäuren: 13.8 g. Kohlenhydrate: 7.7 g Cholesterinfrei!

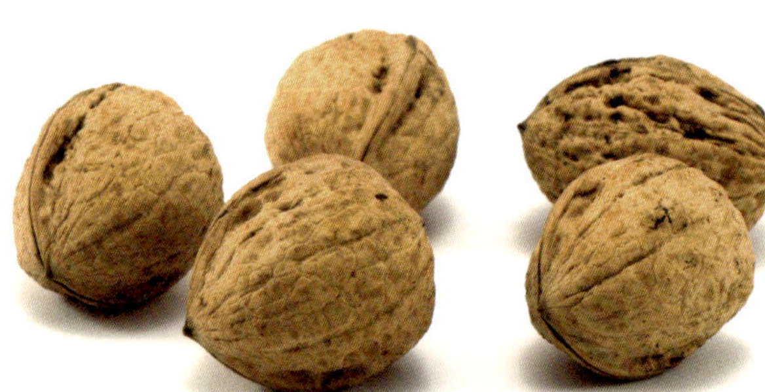

Spargelrisotto „California"

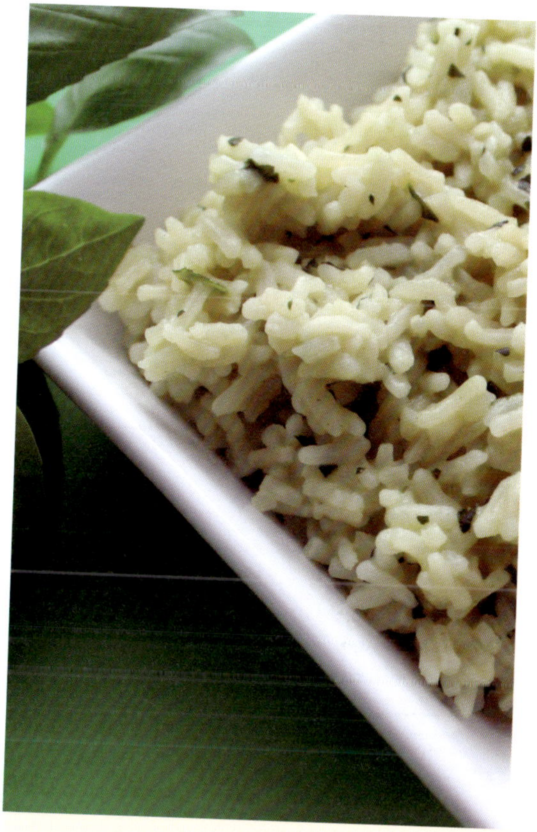

Zubereitung

Spargel waschen, schälen und schräg in fingerdicke Stücke schneiden. Lauchzwiebeln waschen, welke Blätter und Wurzeln entfernen. Dunkelgrüne Teile in feine Röllchen schneiden, hellgrüne Teile in kurze Stücke schneiden. Hühnerbrühe mit Safranfäden aufkochen und auf kleinster Stufe warm halten. Kalifornische Mandelstifte in einer kleinen Pfanne ohne Fett goldbraun rösten, immer wieder umrühren. Die Hälfte der kalifornischen Mandelstifte, Spargel und Lauchzwiebelstücke in 1 EL Butter 2 Minuten andünsten. Reis dazugeben und unter Rühren glasig werden lassen. Mit Weißwein ablöschen, kurz einkochen. Etwa 1/3 der Hühnerbrühe gleich angießen, den Rest nach und nach zugeben. Ab und zu umrühren. Nach 20 Minuten ist das Risotto fertig. Es soll nicht fest, sondern sehr cremig sein, die Reiskörner sind jetzt „al dente". Restliche Butter, geriebenen Käse und Lauchzwiebelröllchen unterrühren, abschmecken und auf Teller verteilen. Risotto mit den restlichen gerösteten kalifornischen Mandelstiften bestreuen. Sofort servieren.

Zubereitungszeit: 35 Minuten.

Zutaten

- *500 g weißer Spargel*
- *1 Bund Lauchzwiebeln*
- *1,5 l Hühnerbrühe*
- *1 Messerspitze Safranfäden*
- *3 EL kalifornische Mandelstifte*
- *4 EL Diätmargarine*
- *400 g Risottoreis*
- *100 ml Weißwein*
- *3 EL geriebener Parmesan*
- *Salz, Pfeffer*

Tipp

Das Wichtigste beim Risotto ist das Timing. Wenn alles vorbereitet ist, kann ein Risotto gut nach dem ersten Gang eines Menüs gekocht und nach 20 Minuten frisch serviert werden (als Menügang die Mengen halbieren!). Das fertige Risotto darf man nicht stehen lassen, sonst quillt der Reis weiter und wird klebrig. Das Grundprinzip kann sehr gut mit anderen Kräutern, Gemüse, Fleisch oder Fisch ergänzt und variiert werden.

Info

Nährwerte

812 Kcal; 3412 kJ.

E 41 g; KH 81 g; F 33 g

reich an ungesättigten Fettsäuren

Fruchtiger Zuckerschotensalat mit Walnüssen und Tofu

(4 Portionen)

Zubereitung

Eine Orange wie einen Apfel schälen, dabei die weiße Haut entfernen. Orange filetieren, den Saft dabei auffangen. Orangenfilets beiseitelegen. Zweite Orange auspressen. Den gesamten Orangensaft mit Sojasauce, Agavendicksaft und Rapsöl verquirlen. Mit Salz, Pfeffer und Chilipulver abschmecken. Erhitzen. Tofu würfeln und die heiße Marinade darüber gießen. Abgedeckt ca. 30 Minuten durchziehen lassen. Zuckerschoten abspülen, putzen und in Salzwasser ca. 3-5 Minuten garen. Zuckerschoten abgießen und kalt abschrecken. Gut abtropfen lassen. Zwiebel pellen und in dünne Ringe schneiden. Walnüsse hacken und in einer kleinen, beschichteten Pfanne kurz rösten. Die vorbereiten Zutaten mischen. Kerbel abbrausen, trockenschütteln und die Blättchen von den Stielen zupfen. Zum Salat geben und vorsichtig unterziehen. Salat anrichten.

Zubereitungszeit:
ca. 30 Minuten + 30 Minuten Marinierzeit

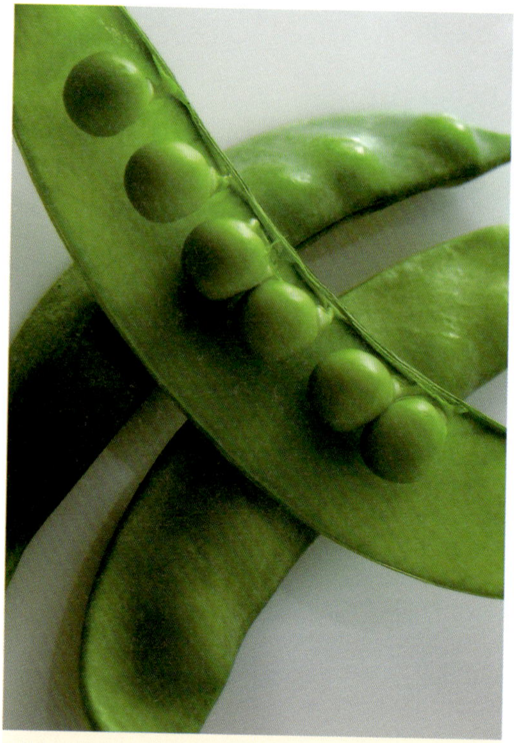

Zutaten

- *2 Saftorangen*
- *2 EL Sojasauce*
- *2 TL Agavendicksaft oder Zuckerrübensirup*
- *2 EL Rapsöl*
- *Salz, Pfeffer, ein Spritzer Tabasco*
- *1 Prise Chilipulver*
- *1 Prise Paprika - edelsüß*
- *150 g Tofu*
- *400 g Zuckerschoten*
- *1 rote Zwiebel*
- *60 g kalifornische Walnüsse*
- *1 kleines Bund Kerbel*

Info

Nährwerte
Brennwert pro Portion
Energie: 333 kcal/ 1394 kJ.
Eiweiß: 16.4 g. Fett: 18.2 g.
Gesättigte Fettsäuren: 3.1 g.
Ungesättigte Fettsäuren: 16.1 g.
Kohlenhydrate: 24.7 g
cholesterienfrei

Gemüsesalat vom Bauernmarkt (4 Portionen)

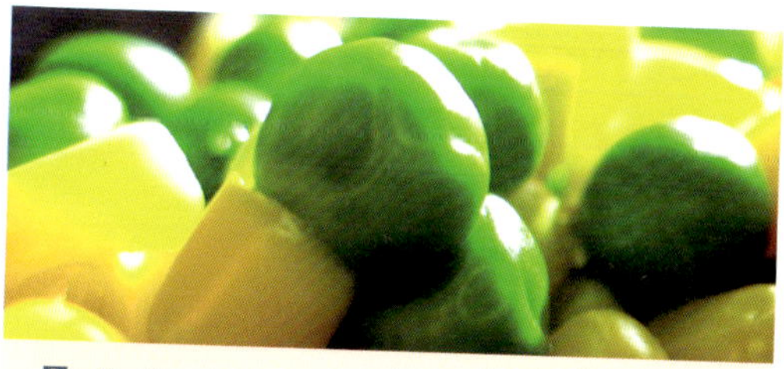

Zutaten
- 250 g frische grüne Bohnen oder Brechbohnen (geputzt)
- 2 frische mittelgroße Maiskolben, Körner vom Kolben geschnitten
- 1/3 Tasse frisch gepulte Erbsen
- 1/2 Tasse halbierte Cocktailtomaten
- 4 mittelgroße geputzte Radieschen in dünnen Scheiben
- 1 Esslöffel sehr fein gehackte Schalotten
- Chili Mandeln (Rezept siehe S. 60)
- 30 g zerbröckelter Feta
- 1/4 Tasse fertige Rotwein- oder Balsamico-Vinaigrette
- 1 1/2 Tassen frisches Salatgrün (z.B. Rucola oder Brunnenkresse)
- Pfeffer, Salz

Zubereitung
Einen mittelgroßen Topf mit Dämpfeinsatz mit ca. 5 cm Wasser befüllen und zum Kochen bringen. Die Bohnen im Dämpfeinsatz drei Minuten bei geschlossenem Deckel garen. Anschließend den Mais und die Erbsen zugeben und weitere zwei Minuten, oder bis die Bohnen zart und knackig sind, dämpfen. Abkühlen lassen. In einer großen Schüssel mit den Tomaten, den Radieschen, Schalotten, Mandeln und dem Feta mischen. Mit der fertigen Vinaigrette marinieren, auf dem Salatgrün anrichten und servieren.

Tipp

Für diesen Salat der Saison können alle auf dem sommerlichen Bauernmarkt erhältlichen Gemüsesorten bunt kombiniert werden. Verfeinern Sie Ihren Salat mit gekochten Kartoffeln. und roten Zwiebeln oder Frühlingsknoblauch statt Schalotten – es gibt so viele Kombinationsmöglichkeiten.

Gegrillte Ananas mit Walnuss-Crumbles (4 Portionen)

Zutaten
Für die Crumbles:
- 60 g kalifornische Walnüsse
- 1 EL Ahornsirup oder Honig
- ½ TL geschroteter, getrockneter Chili

Außerdem:
- 4 Scheiben frische Ananas (à ca. 50 g, ohne Schale)
- einige Tropfen Rapsöl
- 4 Kugeln Sorbet nach Wahl, à ca. 50 g
- Minze oder Zitronenmelissse zum Garnieren

Zubereitung
Walnüsse grob hacken. Mit Ahornsirup und Chili mischen. Auf ein mit Backpapier ausgelegtes Backblech geben. Im vorgeheizten Backofen bei 160 Grad (Gas: Stufe 1-2, Umluft: 140 Grad) ca. 15-20 Minuten rösten, dabei ab und zu wenden. Eine Grillpfanne dünn mit Rapsöl einpinseln. Pfanne erhitzen und die Ananasscheiben darin von beiden Seiten grillen. Ananasscheiben auf Teller geben, Sorbet darauf setzen und mit den Walnuss-Crumbles bestreuen. Mit Minze oder Zitronenmelisse garnieren. Sofort servieren.

Zubereitungszeit: ca. 20 Minuten

Info

Nährwertangaben pro Portion

Energie: 219 kcal/ 914 kJ. Eiweiß: 3.7 g. Fett: 11.3 g. Gesättigte Fettsäuren: 1.9 g. Ungesättigte Fettsäuren: 9.4 g. Kohlenhydrate: 24 g

Linsen-Curry mit Gurken-Walnuss-Pickles

(4 Portionen)

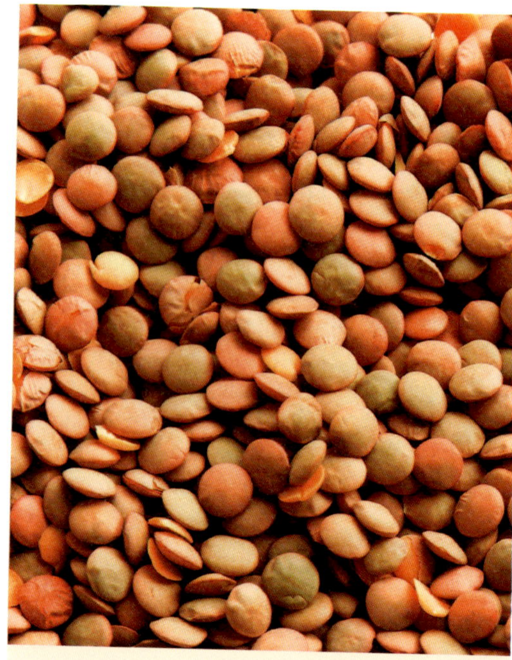

Zubereitung

Linsen in Wasser ca. 25-30 Minuten kochen. Chinakohl putzen, abspülen und in Streifen schneiden. Möhre schälen, putzen und klein schneiden. Zwiebeln pellen und würfeln. Öl erhitzen. Zwiebeln und Möhren darin andünsten. Mit Curry bestäuben und den Curry kurz anschwitzen (dazu Topf von der Kochstelle nehmen). Chinakohl zugeben und unterrühren. Gemüsefond angießen und zugedeckt ca. 15 Minuten garen. Linsen abgießen und untermischen. Alles offen ca. 2-3 Minuten köcheln lassen. Soja-Creme einrühren (nicht mehr kochen lassen!) und mit Salz und Pfeffer abschmecken. Koriander abbrausen, trockenschütteln und die Blättchen grob hacken. Unter den Linsen-Curry mischen. Gurke schälen, halbieren, die Kerne entfernen und die Gurke klein würfeln. Ingwer fein hacken. Walnüsse hacken. Öl erhitzen, Gurkenwürfel darin kurz andünsten. Mit etwas Salz und Pfeffer würzen. Essig und Agavendicksaft einrühren und noch 1 Minute garen. Ingwer und Walnüsse untermischen. Linsen-Curry zusammen mit den Pickles anrichten.

Zubereitungszeit: ca. 45 Minuten

Zutaten

- *150 g Berglinsen*
- *400 g Chinakohl*
- *1 Möhre*
- *2 Zwiebeln*
- *2 EL Rapsöl*
- *4 TL Currypulver*
- *400 ml Gemüsefond*
- *100 g Soja-Creme*
- *Salz, Pfeffer*
- *5 Stiele Koriander und etwas fein gehackte Petersilie*

- *Für die Pickles:*
- *1 Mini-Gurke*
- *20 g Sushi-Ingwer*
- *60 g kalifornische Walnüsse*
- *2 TL Rapsöl*
- *Salz, Pfeffer*
- *1 EL Weißweinessig*
- *2 TL Agavendicksaft oder Honig*

Info

Nährwertangaben pro Portion

Energie: 372 kcal/ 1560 kJ. Eiweiß: 16.7 g. Fett: 19.8 g. Gesättigte Fettsäuren: 2.2 g. Ungesättigte Fettsäuren: 17.6 g. Kohlenhydrate: 31.1 g

Mediterranes Lachsfilet mit Paprika-Walnuss-Salsa
(4 Portionen)

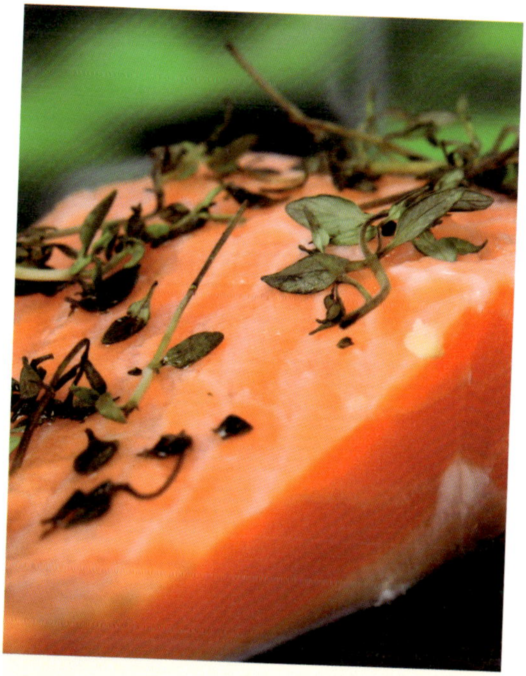

Zubereitung

Lachsfilet abspülen, trockentupfen und in 4 Portionen schneiden. Mit Rapsöl bepinseln und mit Meersalz und Pfeffer würzen. Jedes Lachsstück auf ein entsprechend großes Stück Butterbrotpapier legen. Limette abspülen und in Scheiben schneiden. Kräuter abbrausen. Lachs mit Limettenscheiben und Kräutern belegen. Papier zu einem Päckchen zusammenfalten. Lachspäckchen auf ein Backblech legen. Im vorgeheizten Backofen bei 160 Grad (Gas: Stufe 2, Umluft: 140 Grad) ca. 18-20 Minuten garen. Für die Salsa Paprika putzen, abspülen und sehr fein würfeln. Schalotte pellen und fein würfeln. Rapsöl erhitzen. Paprika und Schalotte darin bissfest andünsten. Walnüsse hacken und untermischen. Limettensaft zugeben und mit Salz und Pfeffer abschmecken. Die Salsa extra zum Lachs reichen.

Zubereitungszeit: ca. 25 Minuten

Zutaten

- *600 g Lachsfilet – möglichst Wildlachs*
- *2 TL Olivenöl extra vergine*
- *Meersalz, Pfeffer aus der Mühle*
- *1 Bio-Limette oder eine Bio-Zitrone*
- *einige Zweige Rosmarin und Thymian*
- *Butterbrotpapier*

- *Für die Salsa:*
- *je 1/2 rote, grüne und gelbe Paprikaschote*
- *1 Schalotte*
- *1 EL Rapsöl*
- *60 g kalifornische Walnüsse*
- *Saft von 1 Limette oder Zitrone*
- *Salz, Pfeffer*
- *Einige Oreganoblätter*

Info

Nährwertangaben pro Portion

Energie: 862 kcal/ 1512 kJ. Eiweiß: 30.6 g. Fett: 24.1 g. Gesättigte Fettsäuren: 5 g. Ungesättigte Fettsäuren: 19.1 g. Kohlenhydrate: 5.5 g.

Mandel-Lauch-Galette
(4 Portionen)

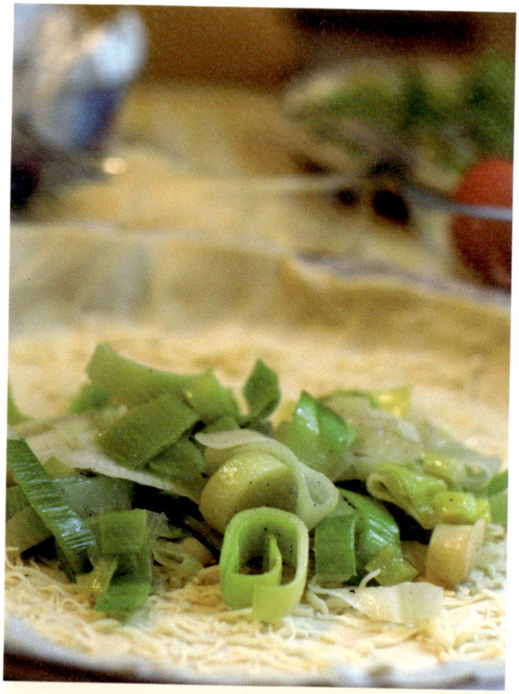

Zubereitung
Für den Teig aus Mehl, Hefe, Margarine, Milch, Zucker und Salz einen geschmeidigen Teig kneten. Teig zugedeckt 1 Stunde gehen lassen. Für die Füllung Lauch putzen, waschen und in feine Streifen schneiden. ½ EL Margarine in einer Pfanne schmelzen. Lauch darin andünsten. Mit dem Handmixer Joghurt und Eier glatt rühren. Gemahlene Mandeln unterrühren. Lauch und Dill untermischen. Mit Salz, Pfeffer und Muskat abschmecken. Backofen auf 220 °C vorheizen. Teig auf einer bemehlten Fläche dünn ausrollen. Teig in eine mit Margarine ausgestrichene Springform (26 cm Durchmesser) geben, einen 3 cm hohen Rand stehen lassen. Die Mandel-Lauch-Masse auf dem Boden glatt streichen. Paprika waschen, putzen und in feine Streifen schneiden. Galette mit Paprikastreifen garnieren, mit Mandelblättchen und 1 EL Margarine in Flöckchen bestreuen.
Galette im vorgeheizten Ofen (Umluft 200 °C, Gas Stufe 4) ca. 30 Minuten backen. Schmeckt heiß, lauwarm und kalt.

Zubereitungszeit: 40 Minuten plus 1 Stunde Gehzeit plus 30 Minuten Backzeit

Info

Nährwertangaben pro Portion
Energie: 489 kcal/ 2049 kJ, Eiweiß: 15 g, Fett: 32 g, Kohlenhydrate: 36 g

Zutaten
Für den Teig:
- *150 g Mehl*
- *½ Päckchen Trockenhefe*
- *40 g weiche Diätmargarine*
- *60 ml lauwarme Milch*
- *½ TL Zucker oder Honig*
- *¼ TL Salz*
- *Mehl für die Arbeitsfläche*
- *Diätmargarine für die Form*

Für die Füllung:
- *500 g Lauch*
- *1 ½ EL Diätmargarine*
- *150 g Joghurt*
- *2 Eier*
- *100 g gemahlene kalifornische Mandeln*
- *2 EL fein gehackter Dill*
- *Salz*
- *frisch gemahlener Pfeffer*
- *frisch geriebene Muskatnuss*
- *1 rote Paprika*
- *2 EL kalifornische Mandelblättchen*

Orientalischer Walnuss-Möhrensalat
(4 Portionen)

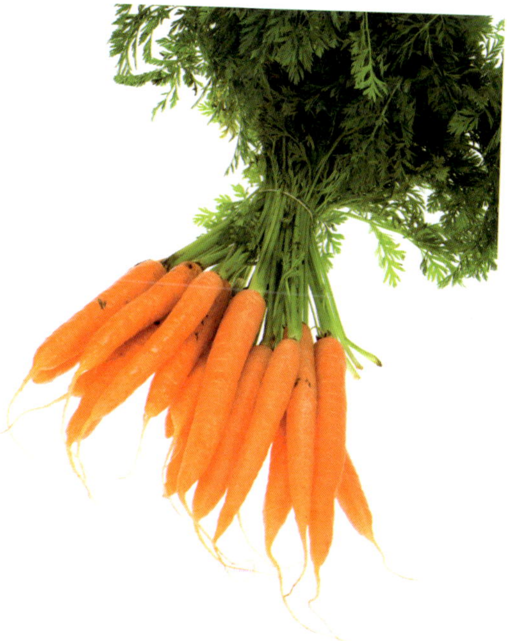

Zubereitung
Bulgur in dem Gemüsefond ca. 5 Minuten köcheln lassen, dann zugedeckt ca. 10 Minuten ausquellen lassen. Möhren schälen, putzen und mit einem Sparschäler in dünne Streifen schneiden. Rapsöl in einer großen, beschichteten Pfanne (oder einem großen Wok) erhitzen. Möhrenstreifen darin unter Wenden ca. 3-5 Minuten bissfest dünsten. Walnüsse hacken und in der letzten Minute zugeben. Möhren in eine Schüssel geben. Zitrone abspülen, die Schale mit einem Zestenreißer abziehen (oder abreiben) und den Saft auspressen. Zitronenschale und –saft zusammen mit den Sultaninen zugeben. Bulgur untermischen. Mit Salz und Pfeffer abschmecken. Petersilie abbrausen, trockenschütteln und grob hacken. Petersilie unter den Salat mischen und den Salat lauwarm servieren.

Zubereitungszeit: ca. 25 Minuten

Zutaten
- *100 g Bulgur*
- *250 ml Gemüsefond/Gemüsebrühe*
- *500 g Möhren*
- *4 EL Rapsöl*
- *60 g kalifornische Walnüsse*
- *1 Bio-Zitrone*
- *25 g Sultaninen oder Rosinen*
- *Salz, Pfeffer aus der Mühle*
- *1 Bund glatte Petersilie*
- *1 Zweig Dill*

Info

Nährwertangaben pro Portion

Energie: 341 kcal/ 1426 kJ. Eiweiß: 6.4 g. Fett: 21 g. Gesättigte Fettsäuren: 2.7 g. Ungesättigte Fettsäuren: 18.3 g. Kohlenhydrate: 30.8 g

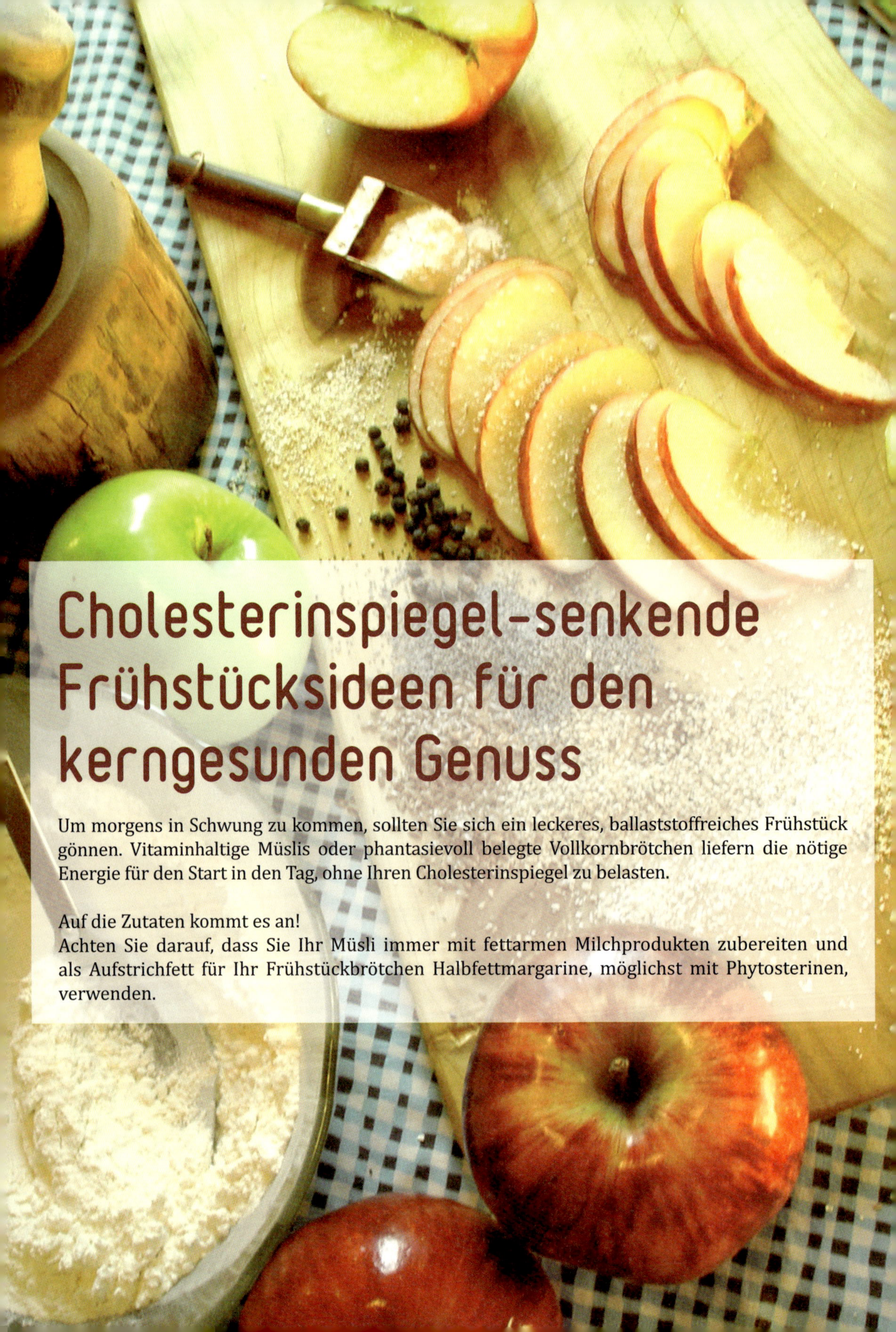

Cholesterinspiegel-senkende Frühstücksideen für den kerngesunden Genuss

Um morgens in Schwung zu kommen, sollten Sie sich ein leckeres, ballaststoffreiches Frühstück gönnen. Vitaminhaltige Müslis oder phantasievoll belegte Vollkornbrötchen liefern die nötige Energie für den Start in den Tag, ohne Ihren Cholesterinspiegel zu belasten.

Auf die Zutaten kommt es an!
Achten Sie darauf, dass Sie Ihr Müsli immer mit fettarmen Milchprodukten zubereiten und als Aufstrichfett für Ihr Frühstückbrötchen Halbfettmargarine, möglichst mit Phytosterinen, verwenden.

Sanddorn-Pflaumen-Müsli

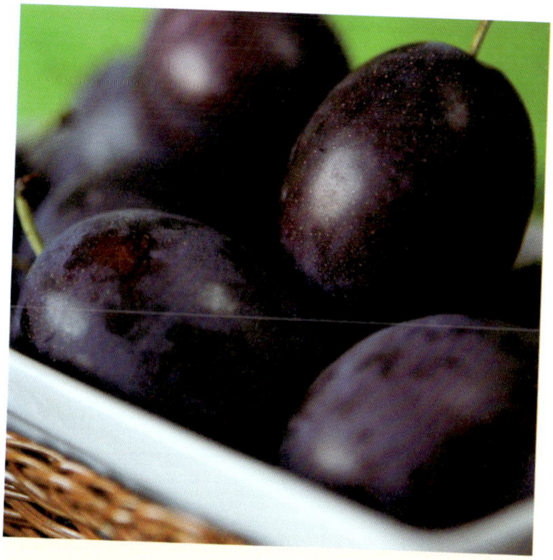

Zubereitung

Haferflocken mit Zucker anrösten, bis der Zucker karamellisiert. Pflaumen entsteinen und in mundgerechte Stücke schneiden, Birne halbieren, eine Hälfte in Fächer schneiden. Joghurt mit Sanddorn-Orangen-Nektar verrühren. Obst, Müsli und Joghurt in einem tiefen Teller anrichten. Mit dem Wellness-Tee servieren.

Zutaten

- *40 g Vollkorn-Haferflocken*
- *1 EL Zucker oder Süßstoff*
- *100 g Pflaumen*
- *½ Birne*
- *100 g fettarmer Joghurt (0,1 % Fett)*
- *3 EL Sanddorn-Orangen-Nektar*
- *2 Tassen Wellnesstee Green Wonder*

Info

Zusammensetzung
338 kcal (1414 kJ), 9,4 g Eiweiß,
5,2 g Fett, 62,1 g Kohlenhydrate (5,2 BE)
cholesterinfrei

Süßes Frühstück

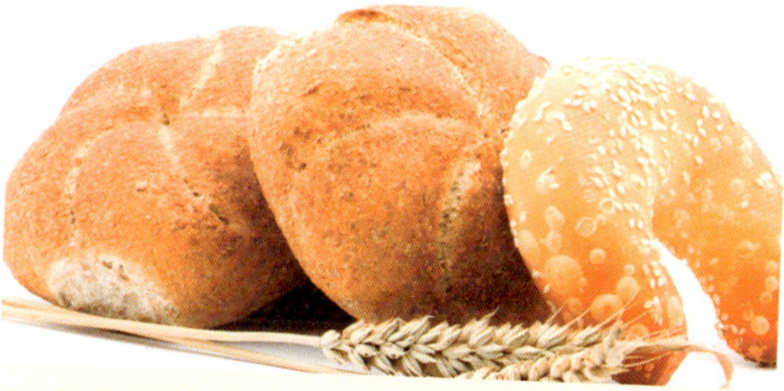

Zubereitung

Brötchen aufschneiden und die Hälften mit Halbfett-Margarine und Rübensirup bestreichen. Magerquark auf das Brot verteilen, mit Pfirsichspalten belegen. Dazu Brottrunk servieren.

Zutaten

- *1 Vollkornbrötchen (50 g)*
- *10 g Halbfett-Margarine mit Phytosterinen*
- *20 g Zuckerrübensirup*
- *1 Scheibe Roggenmischbrot*
- *1 EL Magerquark*
- *1 Pfirsich*
- *0,2 L Kanne-Brottrunk*

Info

Zusammensetzung
352 kcal (1473 kJ), 15,3 g Eiweiß,
5,1 g Fett, 58,5 g Kohlenhydrate (4,9 BE)
praktisch cholesterinfrei

Ballaststoff-Müsli

Zubereitung

Orange und Kiwi schälen und in Spalten bzw. Stücke schneiden. Die einzelnen Zutaten schichtweise in ein Glas füllen und mit Weizenkeimen bestreuen.

Info

Zusammensetzung
329 kcal (1377 kJ), 14,9 g Eiweiß,
6,0 g Fett, 53,6 g Kohlenhydrate (4,5 BE)
praktisch cholesterinfrei

Zutaten

- *1 Orange*
- *1 Kiwi*
- *1 EL Rosinen*
- *3 EL Haferflocken (z.B. von Kölln)*
- *150 g fettarmer Joghurt (0,1 % Fett)*
- *1 EL Weizenkeime (z.B. Vollgran), Plantago-ovata-Samenschalen (z.B. Mucofalk) oder goldgelbe Leinsamen*

Honigjoghurt mit Früchten

Zubereitung

Honig in der Mikrowelle oder im Wasserbad leicht erwärmen und mit dem Joghurt verrühren. Die Früchte putzen, waschen und in kleine Stücke schneiden, mit den Cornflakes unter den Joghurt heben. Dazu Kräutertee und Orangensaft trinken.

Info

Zusammensetzung
397 kcal (1661 kJ), 9,7 g Eiweiß,
3,4 g Fett, 83,2 g Kohlenhydrate (6,9 BE)
praktisch cholesterinfrei

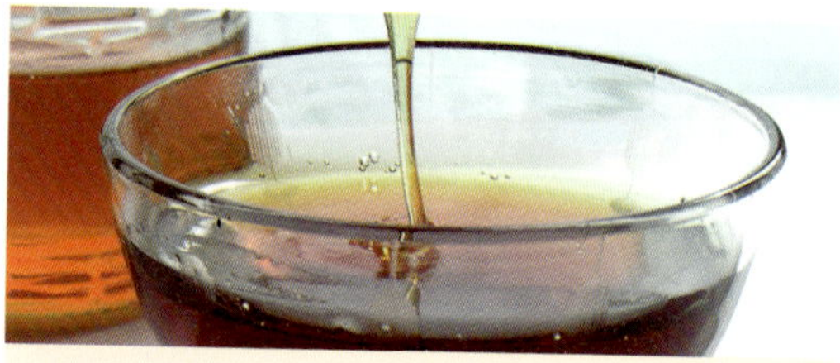

Zutaten

- *150 g fettarmer Joghurt*
- *30 g Cornflakes oder Vollkornhaferflocken*
- *1 EL flüssiger Honig oder Diabetikersirup*
- *2 Tassen Kräutertee (z.B. Bad Heilbrunner)*
- *200 g Obst (Apfel, Traube, Mandarine, Kiwi)*
- *0,2 L frisch gepresster Orangensaft*

Schnittlauchquark mit Artischocke

Zubereitung

Quark mit Artischockensaft cremig rühren. Die Schnittlauchröllchen unterheben, pikant abschmecken und auf die Pumpernickelscheiben geben. Dazu Brottrunk trinken um die Darmflora aufzubauen.

Info

Zusammensetzung
245 kcal (1025 kJ), 22,3 g Eiweiß
1,3 g Fett, 34,4 g Kohlenhydrate (3,2 BE)
praktisch cholesterinfrei

Zutaten

- *100 g Magerquark*
- *2 EL Artischockensaft*
- *1 EL Schnittlauchröllchen*
- *fluoridiertes Jodsalz*
- *Pfeffer*
- *2 Scheiben Pumpernickel oder Schrotbrot*
- *0,2 L Kanne-Brottrunk*

Fitmacher-Frühstück »Green Wonder«

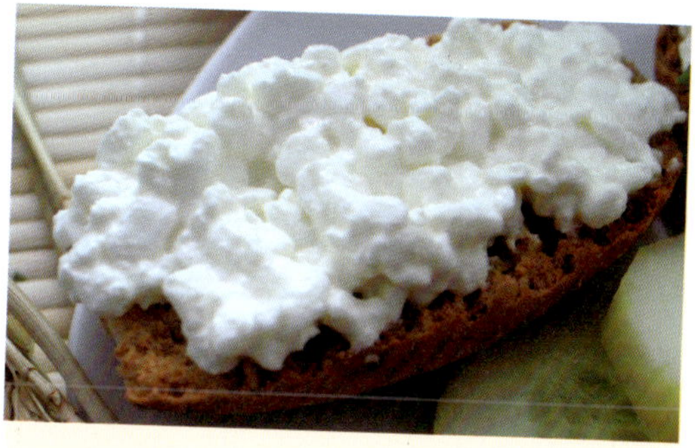

Zubereitung

Brötchen halbieren, Quark mit Joghurt cremig rühren und auf die Brötchenhälften verteilen. Eine Hälfte mit Tomatenscheiben und Zwiebelwürfeln belegen, die andere mit Kresse bestreuen. Leicht salzen und pfeffern. Gemüse- und Artischockensaft verquirlen, abschmecken. Mit dem Frühstück servieren. Dazu Wellnesstee trinken.

Zutaten

- *1 Kornspitz (oder Vollkornbrötchen)*
- *50 g Magerquark*
- *1 EL fettarmer Joghurt*
- *1 Tomate*
- *Zwiebelwürfel*
- *½ Beet Kresse*
- *Jodsalz, Pfeffer*
- *0,2 L Gemüsesaft*
- *2 EL Artischockensaft*
- *2 Tassen Wellnesstee Green Wonder (z.B. von Kneipp)*

Info

Zusammensetzung

322 kcal (1347 kJ), 17,6 g Eiweiß
2,8 g Fett, 55,4 g Kohlenhydrate (4,6 BE)
praktisch cholesterinfrei

Vollwert-Frühstück

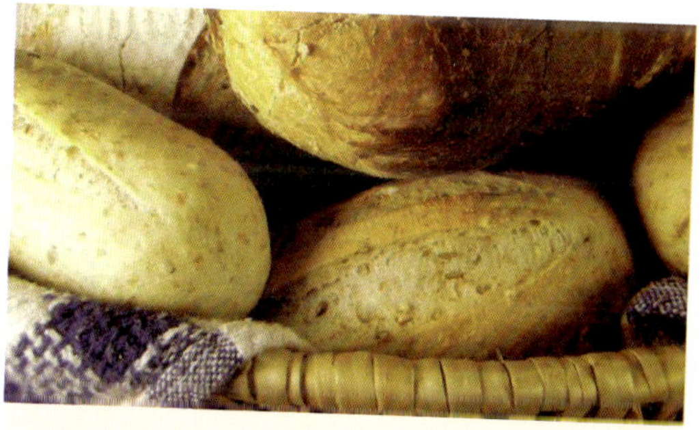

Zubereitung

Brötchen halbieren, mit becelpro-activ und Konfitüre bestreichen. Quark mit Sanddornzubereitung verrühren und auf das Brot geben. Mit dem Brottrunk servieren.

Zutaten

- *1 Vollkorn-Brötchen*
- *1 TL Halbfettmargarine mit Phytosterinen*
- *20 g zuckerreduzierte Konfitüre mit Süßstoff*
- *1 Scheibe Vollkornbrot*
- *50 g Magerquark*
- *20 g Sanddorn-Orangen-Zubereitung aus dem Reformhaus*
- *0,2 L Kanne-Brottrunk*

Info

Zusammensetzung

364 kcal (523 kJ), 17,6 g Eiweiß
4,2 g Fett, 62,7 g Kohlenhydrate (5,2 BE)
praktisch cholesterinfrei

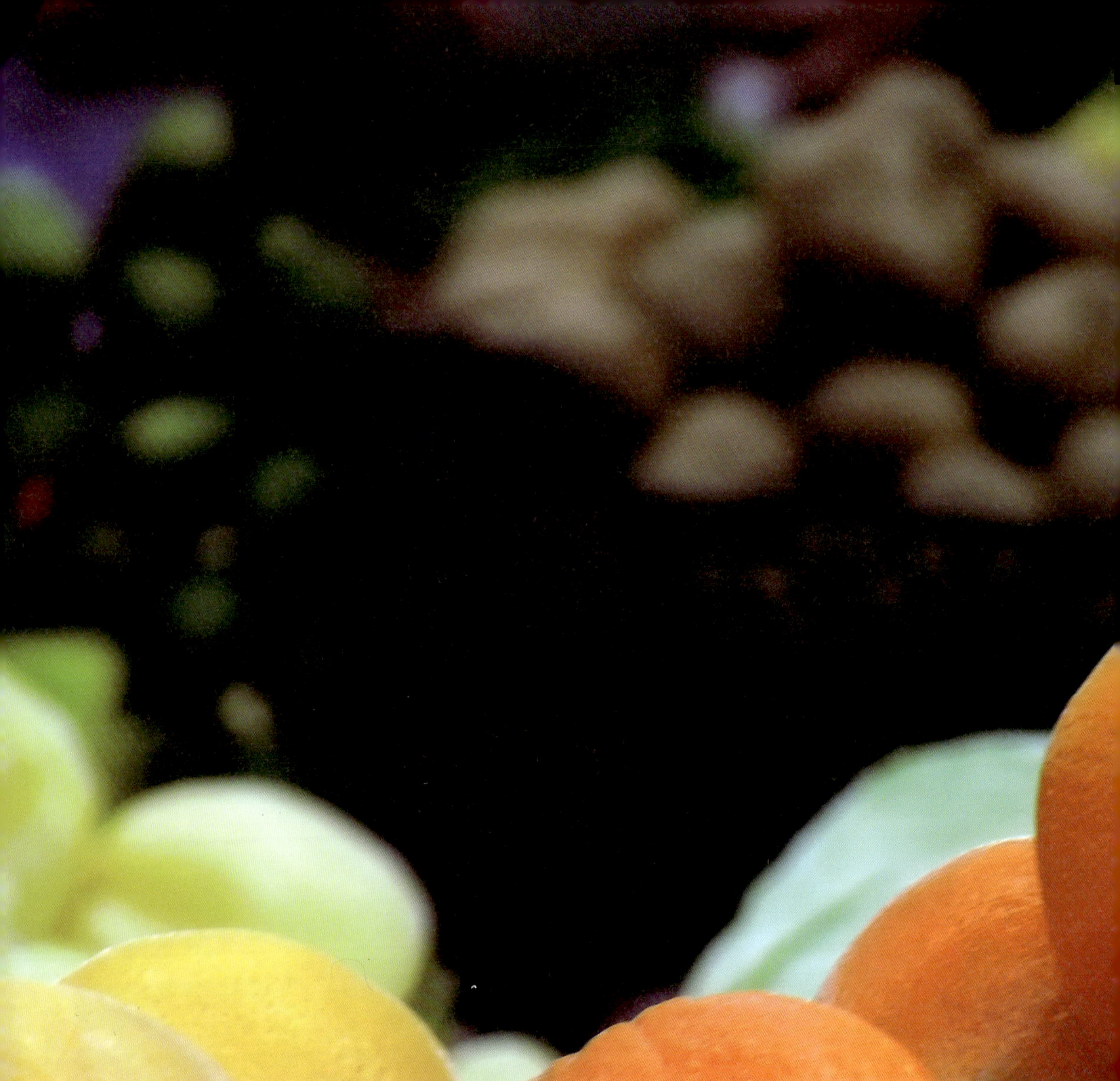

Cholesterinspiegel-senkende Snacks und Drinks

Für eine cholesterinbewusste Ernährung sind vier bis fünf über den Tag verteilte Mahlzeiten ideal. Ein leckerer Snack, der belebt und nicht belastet, ist für den gesamten Organismus eine Wohltat und sorgt für den nötigen Energieschub zwischendurch.

Genuss ohne Reue

Sie haben die Wahl zwischen süß und pikant: Ob fruchtige Drinks oder herzhafte Snacks - wir zeigen Ihnen viele Möglichkeiten, wie Sie kalorien- und fettarm den Hunger zwischendurch nach etwas Besonderem stillen können.

Sättigender Vitamindrink

Zubereitung
Multi-Vitaminsaft mit Mucofalk kräftig verrühren. Die Banane pürieren und mit dem Saft vermischen.

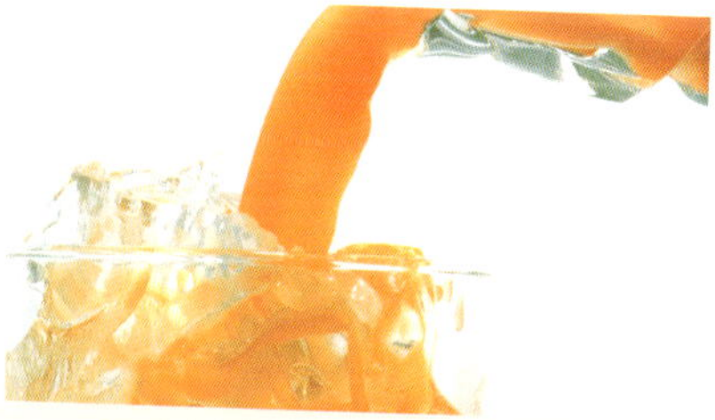

Zutaten
- *0,2 L Multi-Vitamin-Saft*
- *1 Banane*
- *1 EL Plantago-ovata-Samenschalen (z.B. Mucofalk) oder goldgelbe Leinsamen*

Info
Zusammensetzung
220 kcal (918 kJ), 2.6 g Eiweiß, 0.3 g Fett
49.6 g Kohlenhydrate (4.1 BE)
praktisch cholesterinfrei

Joghurt mit Melone

Zubereitung
Melone von den Kernen befreien, fein würfeln und mit den Weizenkeimen unter den Joghurt heben. Mit Süßstoff abschmecken.

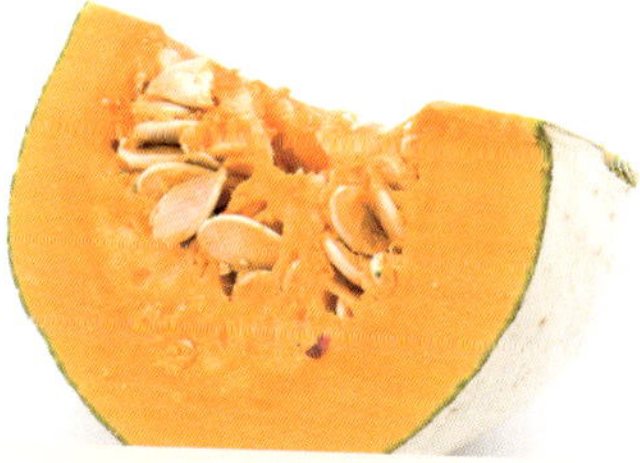

Zutaten
- *100 g Honigmelone*
- *1 EL Weizenkeime oder Plantago-ovata-Samenschalen (z.B. Mucofalk)*
- *100 g fettarmer Joghurt (0,1 % Fett)*
- *Bienenhonig oder Süßstoff nach Geschmack*

Info
Zusammensetzung
123 kcal (515 kJ), 6.4 g Eiweiß,
2.4 g Fett, 18.9 g Kohlenhydrate (1.6 BE)
praktisch cholesterinfrei

Roter Johannisbeerdrink

Zubereitung
Johannisbeeren waschen und putzen, mit etwas Kefir und den übrigen Zutaten fein pürieren. Glasränder erst in etwas Zitronensaft und anschließend in Weizenkeime tauchen. Kefir einfüllen und kühl servieren.

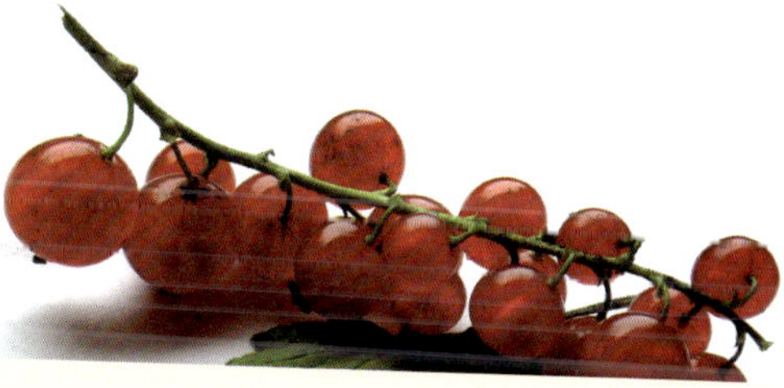

Zutaten
- *75 g rote Johannisbeeren*
- *0,15 L fettarmer Kefir*
- *½ TL Vanillezucker oder Süßstoff*
- *1 EL Weizenkeime (aus dem Reformhaus) oder Plantago-ovata-Samenschalen (z.B. Mucofalk)*
- *Zitronensaft*

Info
Zusammensetzung
133 kcal (557 kJ), 8.8 g Eiweiß
3.3 g Fett, 14.8 g Kohlenhydrate (1.2 BE)
praktisch cholesterinfrei

Kräuterjoghurt

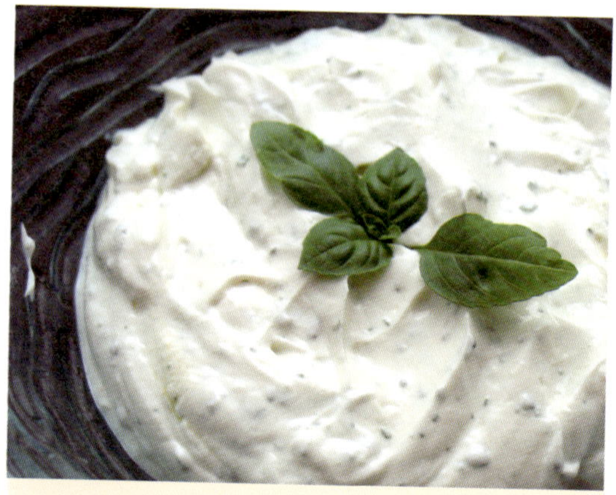

Zubereitung

Knäckebrot grob zerbröseln und mit den Kräutern und dem Artischockensaft unter den Joghurt rühren. Dazu Wellnesstee trinken.

Info

Zusammensetzung

104 kcal (435 kJ), 6,4 g Eiweiß
2,5 g Fett, 12,5 g Kohlenhydrate (1,0 BE)
praktisch cholesterinfrei

Zutaten

- *1 Scheibe Knäckebrot (z.B. von Wasa)*
- *2 EL feingehackte Kräuter*
- *2 EL Artischockensaft*
- *1 Becher fettarmer Joghurt (0,1 % Fett)*
- *2 Tassen Wellnesstee Green Wonder (z.B. von Kneipp)*

Snack mit Cholesterinbremse

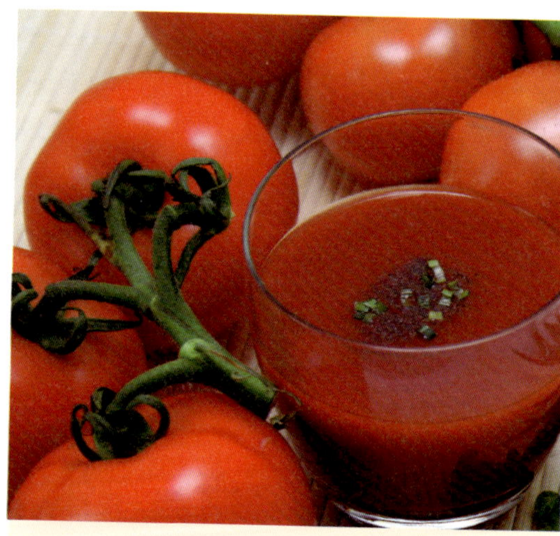

Zubereitung

Artischockensaft mit dem Tomatensaft, dem Zwiebelsalz, dem Pfeffer und der Worcestersauce verquirlen und alles in ein hohes Glas geben. Kühl servieren. Dazu schmeckt eine Scheibe Knäckebrot.

Info

Zusammensetzung

70 kcal (293 kJ), 2,8 g Eiweiß, 0,4 g Fett
12,8 g Kohlenhydrate (1,1 BE)
praktisch cholesterinfrei

Zutaten

- *2 EL Artischockensaft*
- *0,2 L Tomatensaft*
- *1 Prise Zwiebelsalz*
- *1 Prise Pfeffer*
- *1 Spritzer Worcestersauce*
- *1 Scheibe Knäckebrot (z.B. von Wasa)*

Apfeljoghurt mit Weizenkeimen

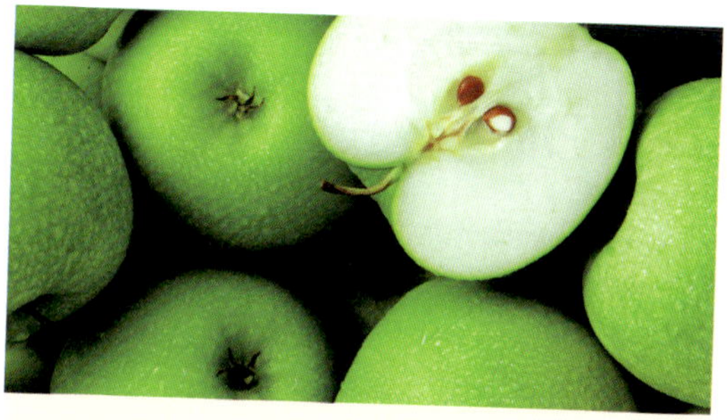

Zubereitung

Apfel reiben, mit Joghurt und Weizenkeimen verquirlen. Mit Zitronensaft, Zimt und Süßstoff abschmecken.

Zutaten

- *½ Apfel*
- *150 g fettarmer Joghurt (0,1 % Fett)*
- *1 EL Weizenkeime oder Plantago-ovata-Samenschalen*
- *Zitronensaft*
- *Zimt*
- *Süßstoff nach Geschmack*

Info

Zusammensetzung
150 kcal (628 kJ), 7.5 g Eiweiß
6.5 g Fett, 16.7 g Kohlenhydrate (1.4 BE)
praktisch cholesterinfrei

Vitamin-C-Snack

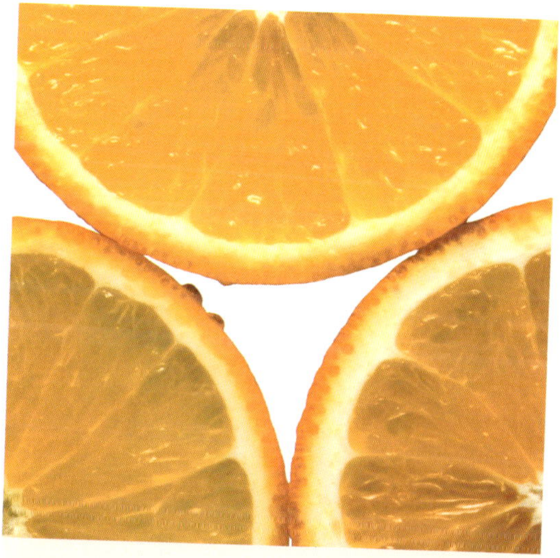

Zubereitung

Joghurt mit Sanddorn-Orangen-Nektar, Weizenkeimen, Limettensaft und Süßstoff gut verquirlen, kalt servieren. Dazu Wellnesstee trinken.

Zutaten

- *150 g fettarmer Joghurt (0,1 % Fett)*
- *5 EL Sanddorn-Orangen-Nektar*
- *1 EL Weizenkeime oder Plantago-ovata-Samenschalen*
- *Limettensaft und Süßstoff nach Geschmack*
- *2 Tassen Wellnesstee (z.B. von Kneipp)*

Info

Zusammensetzung
140 kcal (586 kJ), 7.5 g Eiweiß
3.1 g Fett, 20.2 g Kohlenhydrate (1.7 BE)

Pikanter Pumpernickel

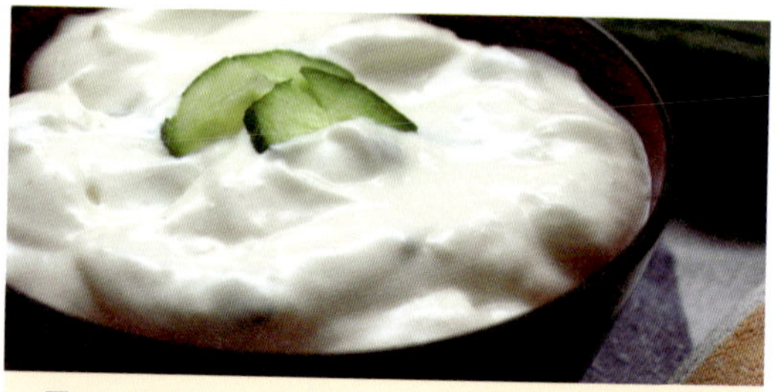

Zubereitung
Magerquark mit Milch cremig rühren. Die Kräuter unterheben, pikant abschmecken und auf dem Pumpernickel verteilen. Mit Tomatenscheiben belegen.

Zutaten
- *30 g Magerquark*
- *1 EL fettarme Milch (1,5% Fett)*
- *1 EL feingewiegte Kräuter*
- *fluoridiertes Jodsalz*
- *Pfeffer*
- *1 Scheibe Pumpernickel*
- *1 Tomate*

Info

Zusammensetzung
146 kcal (611 kJ), 10,5 g Eiweiß
1,0 g Fett, 21,8 g Kohlenhydrate (1,8 BE)
praktisch cholesterinfrei

Käseknäcke

Zubereitung
Knäcke mit Margarine bestreichen und mit Camembert belegen. Dazu Wellnesstee trinken.

Zutaten
- *2 Scheiben Knäckebrot (z.B. von Wasa)*
- *1 TL Halbfettmargarine mit Phytosterinen*
- *30 g Camembert (30 % F.i.Tr.) oder Sojawurst bzw. Sojakäse*
- *2 Tassen Wellnesstee (z.B. von Kneipp)*

Info

Zusammensetzung
153 kcal (640 kJ), 9,4 g Eiweiß
6,7 g Fett, 13,6 g Kohlenhydrate (1,3 BE)

Pikante Reisscheiben

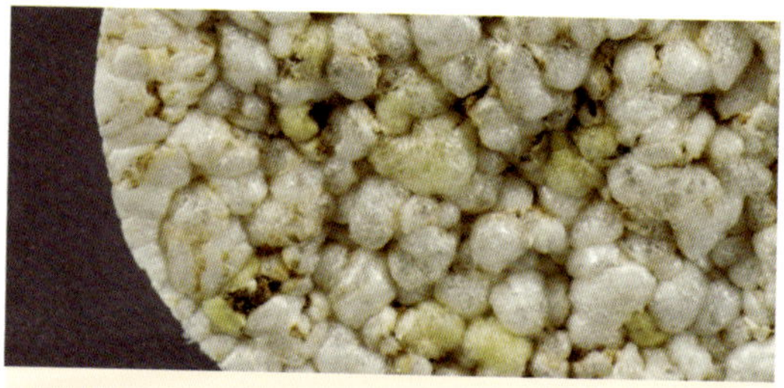

Zubereitung
Frischkäse auf die Reisscheiben verteilen. Die Radieschen waschen, putzen, in Scheiben schneiden und darüber legen. Mit Schnittlauchröllchen bestreuen. Dazu Wellnesstee servieren.

Zutaten
- *2 Reisscheiben*
- *50 g körniger Frischkäse*
- *½ Bund Radieschen*
- *Schnittlauchröllchen*
- *2 Tassen Wellnesstee Sunrise Energy (z.B. von Kneipp)*

Info

Zusammensetzung
122 kcal (510 kJ), 8,4 g Eiweiß
2,6 g Fett, 5,0 g Kohlenhydrate (1,3 BE)

Fitnessbrot

Zubereitung

Das Brot mit der Margarine und dem Hüttenkäse bestreichen. Die in Würfel geschnittene Tomate und Gurke auf dem Käse verteilen. Mit Sprossen und Kräutern garnieren und mit Salz und Pfeffer würzen.

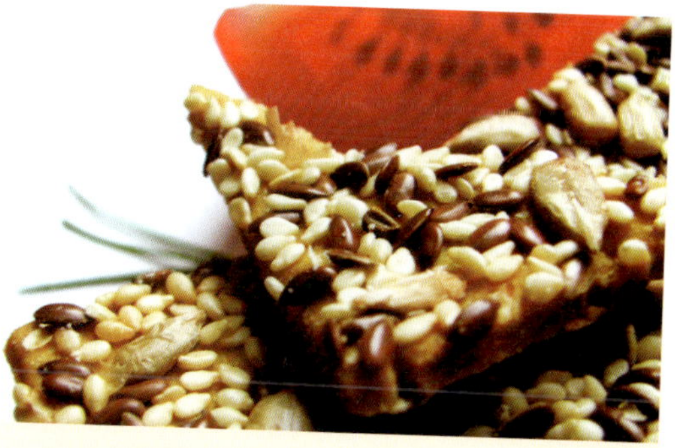

Zutaten

- *1 Scheibe Sonnenblumen- oder Vollkornbrot*
- *1 TL Halbfettmargarine mit Phytosterinen*
- *2 EL Hüttenkäse, mager*
- *1 Tomate*
- *1 Scheibe Gurke*
- *1 EL Alfalfasprossen*
- *etwas gehackter Schnittlauch*
- *Jodsalz*
- *Pfeffer*

Info

Zusammensetzung
175 kcal (730 kJ), 9 g Eiweiß
5 g Fett, 24 g Kohlenhydrate (2 BE)
praktisch cholesterinfrei

Vollkorntoast mit Aspik

Zubereitung

Brot mit Halbfett-Margarine bestreichen, mit Gurken-, Tomatenscheiben und Aspik belegen und mit etwas Petersilie garnieren. Dazu Wellnesstee servieren.

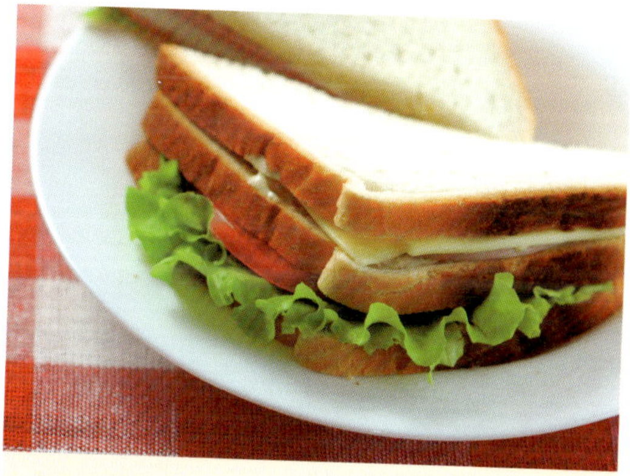

Zutaten

- *1 Scheibe Vollkorntoast*
- *2 TL Halbfett-Margarine mit Phytosterinen (z.B. becel pro activ)*
- *einige Gurkenscheiben*
- *2 kleine Tomaten*
- *2 Scheiben Hähnchenbrust Aspik*
- *Petersilie*
- *2 Tassen Wellnesstee Green Wonder (z.B. von Bad Heilbrunner)*

Info

Zusammensetzung
122 kcal (510 kJ), 10,6 g Eiweiß
3,7 g Fett, 10,9 g Kohlenhydrate (0,9 BE)
praktisch cholesterinfrei

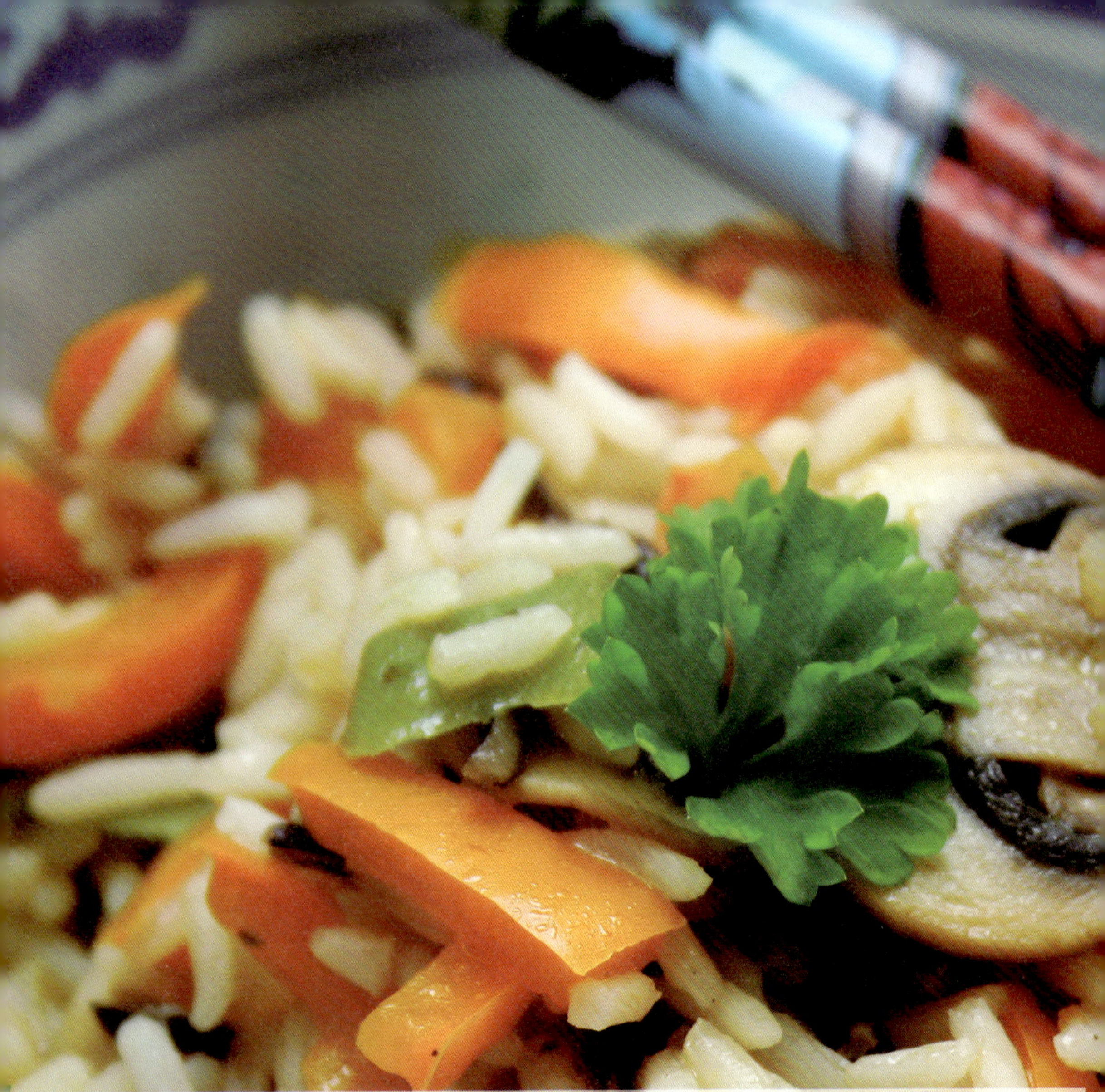

Herzhafte Mittagessen

Leckere, herzhafte Mittagessen sind auch bei erhöhtem Cholesterinspiegel möglich. Es ist nicht schwer, leckere Speisen zuzubereiten, die diese Gefahr umgehen. Auf den folgenden Seiten finden Sie ausgewogene Gerichte, die eine cholesterinbewusste, ballaststoffreiche Ernährung einfach machen.

Gemüse ist unendlich vielseitig!

Es muss nicht immer Fleisch sein: Vegetarische Gerichte oder solche mit Geflügel, mit Pflanzenöl zubereitet, sind cholesterinarm, reich an wertvollen Phytosterinen und sorgen für viel Abwechslung. Unsere Rezepte enthalten wenig gesättigte Fettsäuren, aber viele Vitamine und Mineralstoffe.

Gemüsepfanne mit Putenfleisch

Zubereitung

Putenfilet waschen, trockentupfen, anschließend Haut abziehen und schnetzeln. Knoblauchzehe schälen und in der Knoblauchpresse durchpressen. Petersilie fein wiegen. Aus Brottrunk, Öl, Knoblauch und Petersilie eine Marinade herstellen und das Fleisch darin 1 Stunde einlegen. Haferkörner mit der doppelten Menge Wasser und etwas Salz aufkochen und in 30 Minuten ausquellen lassen. Möhre schälen und grob hobeln, den Lauch waschen und in feine Ringe schneiden. Das geschnetzelte Fleisch abtropfen lassen. Das Öl in einer beschichteten Pfanne erhitzen, das Fleisch kräftig anbraten. Das Gemüse zufügen und bei reduzierter Hitze 10 Minuten mitbraten. Den gekochten Hafer zugeben und nochmals erwärmen. Mit Salz, Cayenne und Curry pikant abschmecken.

Zutaten

- *1 Putenfilet (125 g)*
- *½ Knoblauchzehe*
- *frische Petersilie*
- *5 EL Kanne-Brottrunk*
- *2 TL Rapsöl*
- *40 g entspelzter Hafer (aus dem Bioladen oder Reformhaus)*
- *0,1 L Wasser*
- *1 kleine Möhre*
- *1 kleines Stück Lauch*
- *1 EL Zwiebelwürfel*
- *einige Paprikastreifen*
- *fluoridiertes Jodsalz*
- *Cayennepfeffer*
- *Curry*

Info

Zusammensetzung

372 kcal (1556 kJ), 37.4 g Eiweiß
9.9 g Fett, 31.5 g Kohlenhydrate (2.6 BE)

Fruchtiger Reissalat mit Mozzarella

Zubereitung

Reis nach Packungsaufschrift kochen und abkühlen lassen. Krabben mit Zitronensaft beträufeln. Erdbeeren waschen, putzen und in Scheiben, die Bleichselleriestange mit dem Grün in kleine Stücke schneiden. Mozzarella in Streifen schneiden. Avocado längs halbieren. Sofort mit Limettensaft beträufeln, mit dem Kugelausstecher aus dem Fruchtfleisch Kügelchen herauslösen und diese sofort mit Zitronensaft beträufeln. Alles unter den Reis heben und in eine Salatschüssel füllen.

Info

Zusammensetzung

414 kcal (1732 kJ), 20.5 g Eiweiß
25.0 g Fett, 26.8 g Kohlenhydrate (2.2 BE)

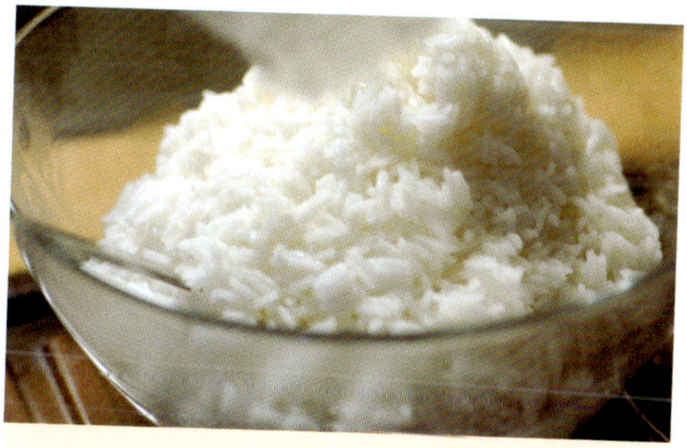

Zutaten

- *30 g Langkorn-Reis*
- *50 g Krabben*
- *Zitronen- und Limettensaft*
- *50 g Erdbeeren*
- *1 Stange Bleichsellerie*
- *30 g Mozzarella oder Tofu*
- *½ Avocado*
- *Süßstoff nach Geschmack*

Gemüsesuppe

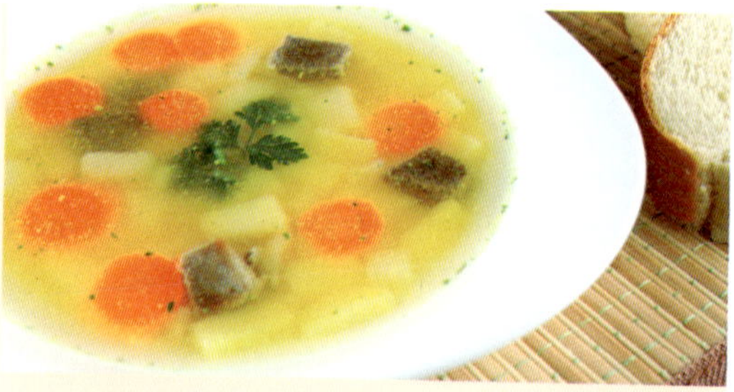

Zubereitung

Gemüse putzen, waschen und klein schneiden. Kartoffeln schälen, waschen und würfeln. Die Zwiebel klein würfeln. Das Öl erhitzen und die Zwiebel darin kurz andünsten. Gemüse zugeben und mitdünsten. Mit Wasser auffüllen, Hafer und In-stantbrühe zugeben und zum Kochen bringen. Die Kartoffelstücke hinzufügen und die Suppe etwa 25 Minuten köcheln lassen. Petersilie fein wiegen und zur Suppe geben. Mit Pfeffer und Salz abschmecken.

Zutaten

- *200 g Gemüse der Saison (grüne Bohnen, Lauch, Erbsen, Möhren, Sellerie, Kohlrabi, Blumenkohl, Brokkoli)*
- *1 Kartoffel*
- *½ Zwiebel*
- *2 TL Rapsöl*
- *¼ L Wasser*
- *2 EL Hafer (ca. 30 g)*
- *1 TL Gemüsebrühe Instant*
- *Petersilie*
- *Pfeffer*
- *fluoridiertes Jodsalz*

Info

Zusammensetzung
340 kcal (1423 kJ), 10.5 g Eiweiß
11.0 g Fett, 45.2 g Kohlenhydrate (3.8 BE)

Gemüsesuppe mit Ferment

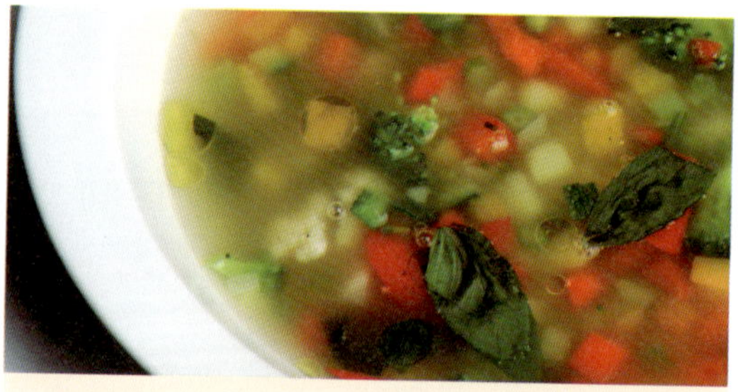

Zubereitung

Gemüse putzen, waschen und klein schneiden. Kartoffeln schälen, waschen und würfeln. Die Zwiebel klein würfeln. Die Margarine erhitzen und die Zwiebel darin andünsten. Gemüse zugeben, kurz mitdünsten. Mit Wasser auffüllen, Hafer und Instantbrühe zugeben und zum Kochen bringen. Die Kartoffelstücke hinzufügen und die Suppe 25 Minuten köcheln lassen. Petersilie fein wiegen und zur Suppe geben. Mit Pfeffer, Salz und Enzym-Ferment Getreide abschmecken.

Zutaten

- *200 g Gemüse der Saison (grüne Bohnen, Lauch, Erbsen, Möhren, Sellerie, Kohlrabi, Blumenkohl, Brokkoli)*
- *150 g Kartoffeln*
- *½ Zwiebel*
- *1 EL Diätmargarine*
- *¼ L Wasser*
- *2 EL Hafer (ca. 30 g)*
- *1 TL Gemüsebrühe Instant*
- *Petersilie*
- *flurodiertes Jodsalz*
- *Pfeffer*
- *2 TL Enzym-Ferment Getreide*

Info

Zusammensetzung
407 kcal (1703 kJ), 14.0 g Eiweiß
11.9 g Fett, 60.7 g Kohlenhydrate (5.1 BE)

Gebackenes Gemüse

Zubereitung

Die Kartoffeln schälen, in Scheiben schneiden und ca. 8 bis 10 Minuten kochen. Das Gemüse putzen und waschen. Die Paprika in Streifen, die Aubergine und die Zucchini in Scheiben schneiden, die Tomate vierteln. Die Zwiebel abziehen und die Hälfte in Würfel schneiden. Paprika, Aubergine und Zucchini 2 bis 3 Minuten blanchieren. Die Kartoffeln und das Gemüse im Öl wenden, mit Rosmarin bestreuen und im Ofen ca. 15 Minuten bei 220°C backen. Die Zutaten für den Dip miteinander verrühren. Auf einem Teller anrichten und mit dem Dip und dem Brötchen servieren.

Zutaten

- *200 g Kartoffeln*
- *je 1 Stück einer roten und grünen Paprika*
- *½ kleine Aubergine*
- *1 kleine Zucchini*
- *1 Tomate*
- *½ kleine Zwiebel*
- *1 EL Rapsöl*
- *einige Zweige Rosmarin*
- *100 g entrahmter Joghurt (0,1 % Fett)*
- *1 EL Tomatenketchup*
- *Paprikapulver*
- *fluoridiertes Jodsalz*
- *Pfeffer*
- *1 kleines Vollkornbrötchen*

Info

Zusammensetzung

471 kcal (1971 kJ), 16.6 g Eiweiß
13.5 g Fett, 69.3 g Kohlenhydrate (5.8 BE)

Spirelli-Nudeln mit Hähnchenbrust

Zubereitung

Nudeln nach Packungsaufschrift kochen. Inzwischen Fenchel in Scheiben schneiden und in einer Pfanne in dem heißen Öl anbraten. Herausnehmen und warm stellen. Hähnchenbrust abziehen und von beiden Seiten anbraten, salzen, pfeffern und mit den Kräutern würzen, anschließend in mundgerechte Stücke schneiden. Fenchelscheiben auf einen Teller verteilen, darauf die Nudeln und das Hähnchenfleisch anrichten.

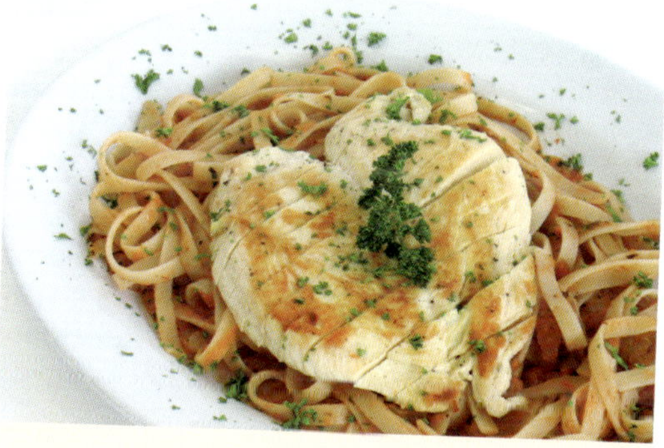

Zutaten

- *50 g Spirelli-Nudeln*
- *100 g Hähnchenbrust*
- *1 kleine Fenchelknolle*
- *fluoridiertes Jodsalz*
- *1 TL Rapsöl*
- *Pfeffer*
- *Kräuter der Provence*

Info

Zusammensetzung

372 kcal (1556 kJ), 35.2 g Eiweiß
6.4 g Fett, 43.2 g Kohlenhydrate (3.6 BE)

„Korkzieher"-Nudeln mit gelbem Paprika

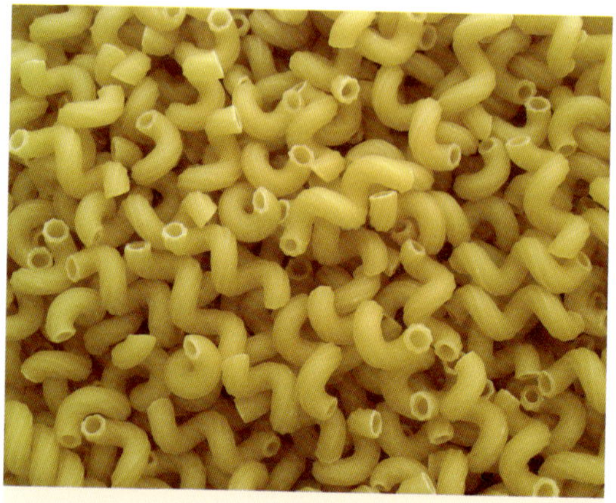

Zubereitung

„Korkzieher"-Nudeln nach Packungsanweisung kochen. Inzwischen Paprika halbieren, entkernen und in Streifen schneiden. In dem Olivenöl 5 Minuten anschwitzen. Die Knoblauchzehe schälen und fein hacken, Sardellenfilets abspülen, trockentupfen und grob hacken. Knoblauch und Sardellenstückchen zu den Paprikastreifen geben und weitere 5 Minuten leicht erhitzen. Die abgetropften Nudeln und die in Scheiben geschnittenen Oliven unterheben und kurz mit erhitzen. Auf einem Teller anrichten und mit gemahlenem Pfeffer bestreuen.

Zutaten

- *50 g „Korkzieher"-Nudeln*
- *1 gelbe Paprikaschote*
- *1 EL Rapsöl*
- *½ Knoblauchzehe*
- *2 Sardellenfilets*
- *3 grüne, mit Paprika gefüllte Oliven*
- *Pfeffer*

Info

Zusammensetzung
346 kcal (1448 kJ), 13,0 g Eiweiß
15,0 g Fett, 41,5 g Kohlenhydrate (3,5 BE)

Gefüllte Zucchini

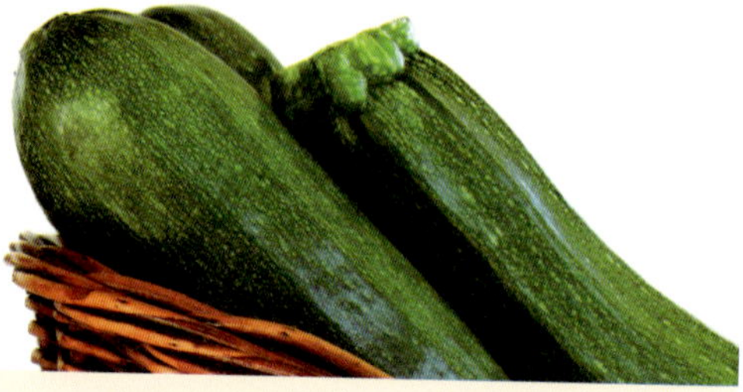

Zubereitung

Zucchini waschen, längs halbieren, aushöhlen. In kochendem Wasser einige Minuten blanchieren. Das herausgenommene Zucchinifleisch würfeln, mit Paprika, Zwiebel und Knoblauch in heißem Öl einige Minuten andünsten. Eine feuerfeste Form leicht mit Öl ausstreichen, die Zucchinihälften hineinlegen und mit dem Gemüse füllen. Milch erhitzen und den Schmelzkäse darin lösen. Die Käsesauce über die Zucchinihälften gießen, mit Kräutern bestreuen. Die Zucchini im vorgeheizten Ofen 10 bis 12 Minuten überbacken. Dazu Wellnesstee trinken.

Zutaten

- *2 mittelgroße Zucchini*
- *je ½ fein gewürfelte Paprika (rot, grün, gelb)*
- *1 fein gewürfelte Zwiebel*
- *1 Knoblauchzehe*
- *1 TL Rapsöl*
- *1 EL Rapsöl*
- *5 EL Milch (1,5 % Fett)*
- *75 g Kräuter-Schmelzkäse (max. 30 % F.i.Tr.) oder Tofu*
- *1 EL Kräuter (Rosmarin, Basilikum, Thymian, Petersilie)*
- *fluoridiertes Jodsalz*
- *bunter, frisch gemahlener Pfeffer*
- *1 Tasse Wellnesstee*

Info

Zusammensetzung
427 kcal (1787 kJ), 21,0 g Eiweiß
30,2 g Fett, 17,3 g Kohlenhydrate (1,4 BE)

Rotbarsch mit Senfsauce

Zubereitung

Fischfilet kurz abspülen, mit Küchenpapier trockentupfen und mit Zitronensaft beträufeln. TK-Fisch antauen lassen, dann in Zitronensaft marinieren. Das Gemüse waschen und putzen. Möhre und Kartoffel schalen, dann in feine Stifte, den Lauch und die Staudensellerie in Scheibchen schneiden. Das Gemüse mit dem Öl kurz andünsten. Rotbarsch trockentupfen, mit Salz und Pfeffer würzen und auf das Gemüse legen. Mit Gemüsebrühe angießen und bei schwacher Hitze ca. 15 Minuten garen. Fischfilet zwischendurch wenden. Saure Sahne mit dem Senf verrühren, mit Pfeffer und Salz abschmecken. Fischfilet auf dem Gemüse anrichten, die Senfsauce dazu servieren.

Info

Zusammensetzung
345 kcal (1443 kJ), 34,7 g Eiweiß
14,2 g Fett, 19,4 g Kohlenhydrate (1,6 BE)

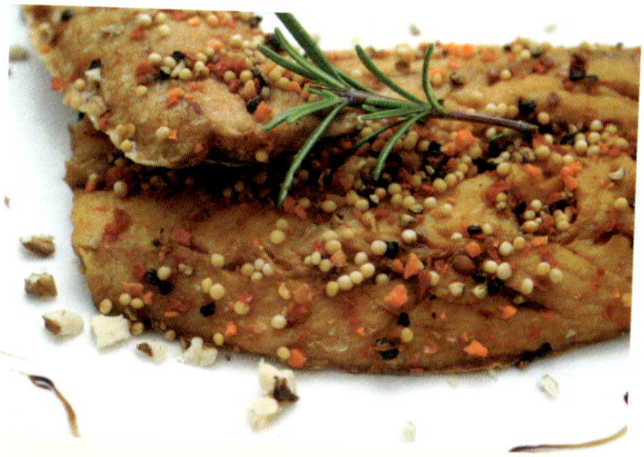

Zutaten

- *150 g Rotbarsch-Filet (frisch oder TK)*
- *Zitronensaft*
- *1 große Möhre (ca. 80 g)*
- *1 kleine Kartoffel (ca. 60 g)*
- *1 Stängel Staudensellerie (ca. 60 g)*
- *50 g Lauch*
- *1 TL Rapsöl*
- *grobes Meersalz*
- *Pfeffer*
- *1/8 L Gemüsebrühe (Instant)*
- *75 g saure Sahne*
- *1 EL mittelscharfer Senf*

Italienische Gemüsepfanne

Zubereitung

Das Gemüse in wenig Salzwasser 5 Minuten garen. Öl erhitzen. Zwiebel und Knoblauchzehe schälen, fein würfeln und darin andünsten. Die Petersilie fein wiegen. Das Gemüse abgießen, in die Pfanne geben und mit Salz, Pfeffer, Muskat und Petersilie würzen. Gemüsebrühe angießen und alles nochmals 8 Minuten dünsten lassen, dabei mehrmals umrühren. Mit Mozzarellascheiben belegen. Zugedeckt weiter dünsten, bis der Mozzarella zerläuft.

Info

Zusammensetzung
262 kcal (1196 kJ), 15,9 g Eiweiß
17,2 g Fett, 10,2 g Kohlenhydrate (0,9 BE)

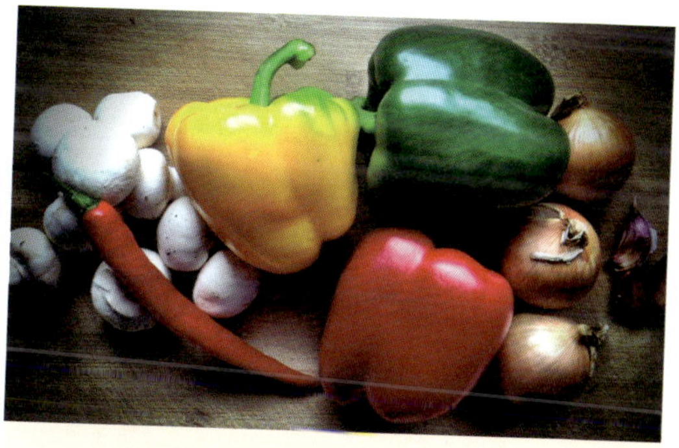

Zutaten

- *250 g TK-Gemüsemischung*
- *1 EL Pflanzenöl*
- *½ Zwiebel*
- *¼ Knoblauchzehe*
- *etwas Petersilie*
- *fluoridiertes Jodsalz*
- *Pfeffer*
- *Muskat*
- *½ Tasse Gemüsebrühe*
- *50 g Mozzarella oder Tofu*

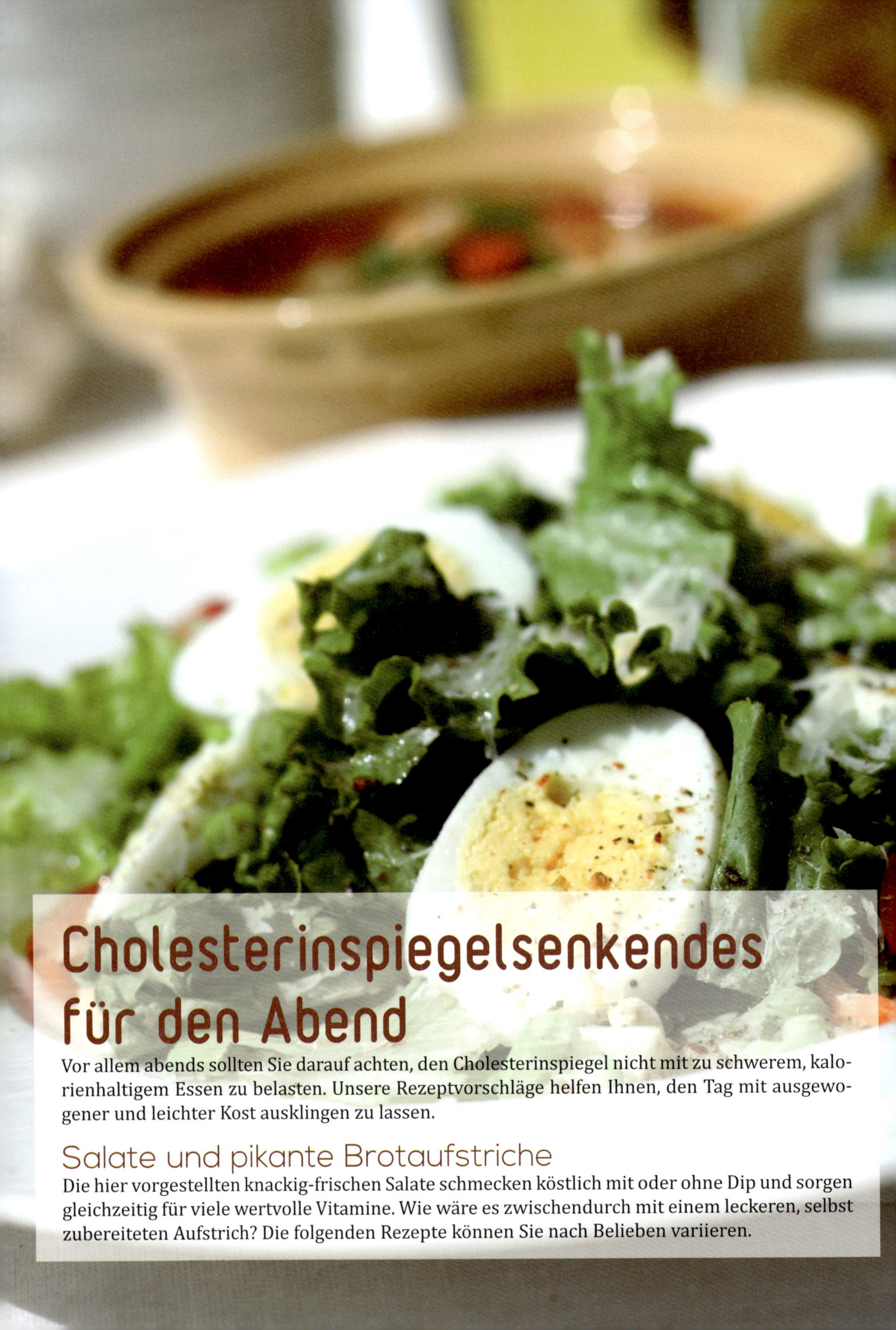

Cholesterinspiegelsenkendes für den Abend

Vor allem abends sollten Sie darauf achten, den Cholesterinspiegel nicht mit zu schwerem, kalorienhaltigem Essen zu belasten. Unsere Rezeptvorschläge helfen Ihnen, den Tag mit ausgewogener und leichter Kost ausklingen zu lassen.

Salate und pikante Brotaufstriche

Die hier vorgestellten knackig-frischen Salate schmecken köstlich mit oder ohne Dip und sorgen gleichzeitig für viele wertvolle Vitamine. Wie wäre es zwischendurch mit einem leckeren, selbst zubereiteten Aufstrich? Die folgenden Rezepte können Sie nach Belieben variieren.

Apfel-Möhren-Rohkost

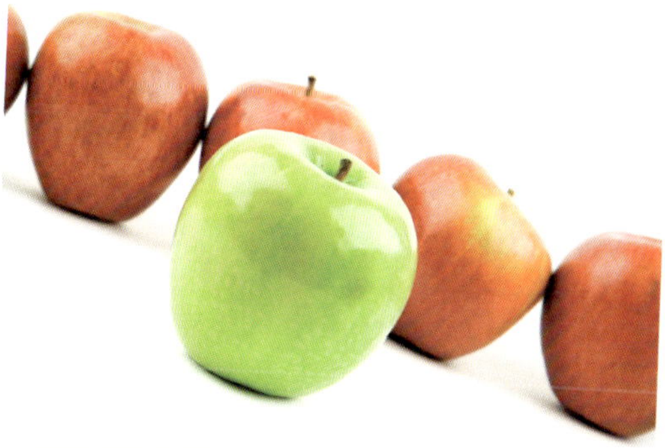

Zubereitung

Apfel in Spalten schneiden, die Möhren in Stifte raspeln. Camembert in Würfel schneiden. Alles miteinander mischen und mit Rosinen bestreuen. Saure Sahne mit Zitrone und Süßstoff abschmecken und über die Rohkost geben. Dazu 1 Scheibe Brot essen.

Zutaten

- *½ Apfel*
- *2 Möhren*
- *1 Portion (62,5 g) leichter Camembert (30% F.i.Tr.) oder Sojawurst*
- *1 TL Rosinen*
- *50 g saure Sahne*
- *Zitronensaft und Süßstoff/Zucker*
- *1 Scheibe Vollkornbrot*

Info

Zusammensetzung
389 kcal (1628 kJ). 22.2 g Eiweiß
15.0 g Fett. 39.9 g Kohlenhydrate (3.3 BE)

Vollkornbaguette „Sunrise Energy"

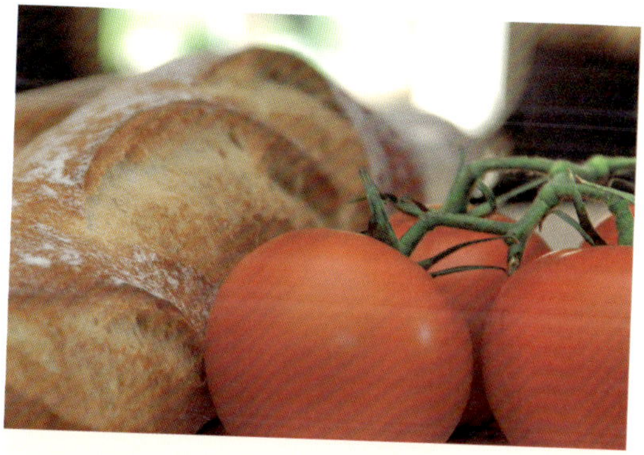

Zubereitung

Baguettebrötchen halbieren. Die Hälften mit Frischkäse bestreichen und mit Sprossen bzw. Paprikawürfeln bestreuen, mit Schnittlauch garnieren. Möhrensaft mit Artischockensaft verquirlen. Dazu Wellnesstee trinken.

Zutaten

- *1 Vollkornbaguettebrötchen oder ein Schrotbrötchen*
- *100 g körniger Frischkäse*
- *1 EL Sprossenmischung*
- *1 EL Paprikawürfel*
- *Schnittlauch*
- *0,2 L Möhrensaft*
- *2 EL Artischockensaft*
- *2 Tassen Wellnesstee Sunrise Energy (z.B. von Kneipp)*

Info

Zusammensetzung
340 kcal (1423 kJ). 21.8 g Eiweiß
3.8 g Fett. 52.9 g Kohlenhydrate (4.4 BE)

Brot mit Paprikaquark

Zubereitung

Quark mit Buttermilch cremig rühren, Weizenkeime unterheben. Paprika fein würfeln und mit den Zwiebeln unter den Quark heben. Mit Pfeffer und ganz wenig Salz abschmecken, mit Kresse und einigen Radieschenscheiben garnieren und mit dem Pumpernickel servieren. Die restlichen Radieschen dazu essen. Zusammen mit 1 Glas Brottrunk servieren.

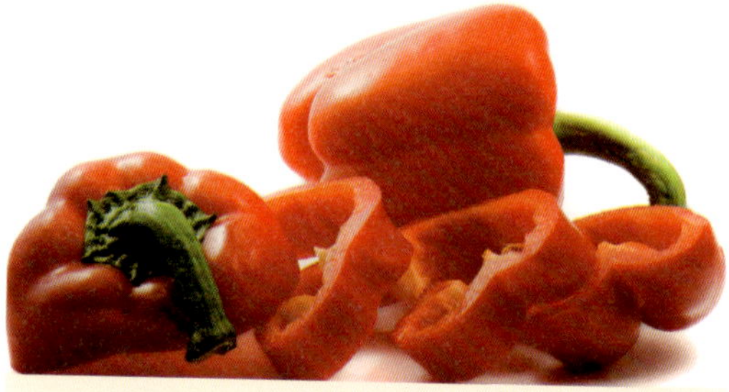

Zutaten

- *75 g Magerquark*
- *2-3 EL Buttermilch*
- *2 EL Weizenkeime*
- *½ gelbe Paprikaschote*
- *½ rote Paprikaschote*
- *1 kleine feingehackte Zwiebel*
- *Pfeffer*
- *fluoridiertes Jodsalz*
- *¼ Beet Kresse*
- *1 Bund Radieschen*
- *1 Scheibe Pumpernickel*
- *0,2 l Brottrunk*

Info

Zusammensetzung
281 kcal (1176 kJ), 25,2 g Eiweiß
3,4 g Fett, 36,9 g Kohlenhydrate (3,1 BE)

Fitnessteller mit Gourmetdip

Zubereitung

Gemüse waschen, putzen und auf einem Teller anrichten. Joghurt mit Tomatenmark cremig rühren, mit Paprika, Salz und Zitrone abschmecken. Dazu 1 Scheibe Toast und 2 Tassen Tee reichen.

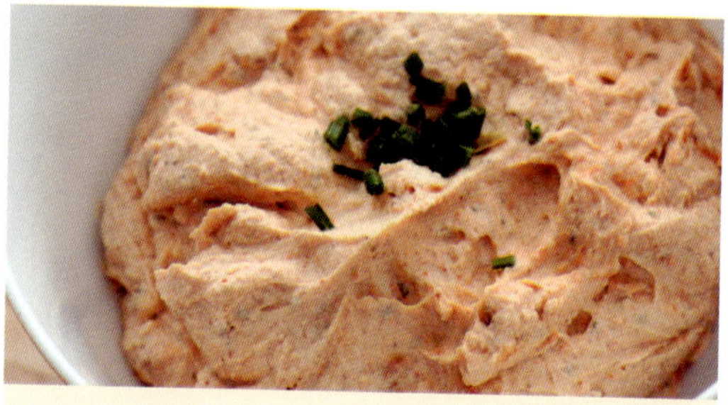

Zutaten

- *½ Bund Radieschen*
- *einige Stängel Bleichsellerie*
- *3-4 junge Möhren*
- *100 g fettarmer Joghurt (0,1 % Fett)*
- *1 TL Tomatenmark*
- *Paprika*
- *fluoridiertes Jodsalz*
- *Zitrone*
- *1 Scheibe Vollkorntoastbrot*
- *2 Tassen Wellnesstee Green Wonder (z.B. von Kneipp)*

Info

Zusammensetzung
253 kcal (1059 kJ), 8,8 g Eiweiß
11,7 g Fett, 27,7 g Kohlenhydrate (2,3 BE)

Gefüllte Paprika

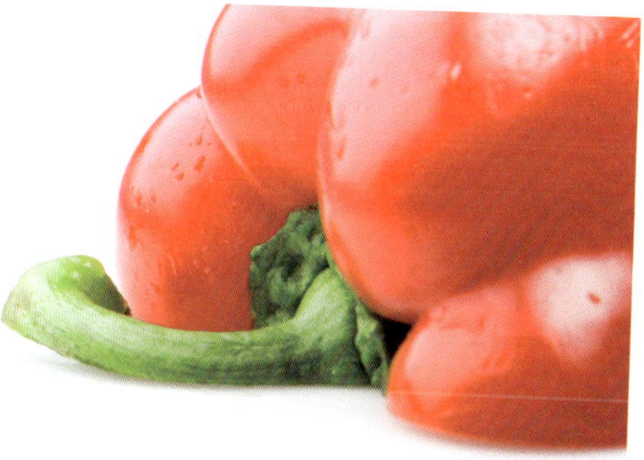

Zubereitung

Von der Paprikaschote einen Deckel abschneiden und diesen fein würfeln. Die Schote entkernen, waschen und gut abtropfen lassen. Die Tomate würfeln. 1 Scheibe Toastbrot entrinden, klein schneiden und mit dem Quark gut vermischen. Paprika- und Tomatenwürfel unterheben und die Quarkmasse kräftig mit den Gewürzen abschmecken. In die Paprikaschote füllen, gut durchkühlen lassen und in fingerdicke Scheiben schneiden. Mit einer Scheibe Toastbrot servieren. Dazu Tomatensaft trinken.

Zutaten

- *1 große rote Paprika*
- *1 Tomate*
- *2 Scheiben Vollkorntoastbrot*
- *100 g Magerquark oder Tofu*
- *fluoridiertes Jodsalz*
- *Pfeffer*
- *Paprikapulver*
- *Petersilie*
- *0,2 l Tomatensaft*

Info

Zusammensetzung

283 kcal (1184 kJ), 21,8 g Eiweiß
3,3 g Fett, 39,2 g Kohlenhydrate (3,3 BE)

Rohkostteller mit Dip

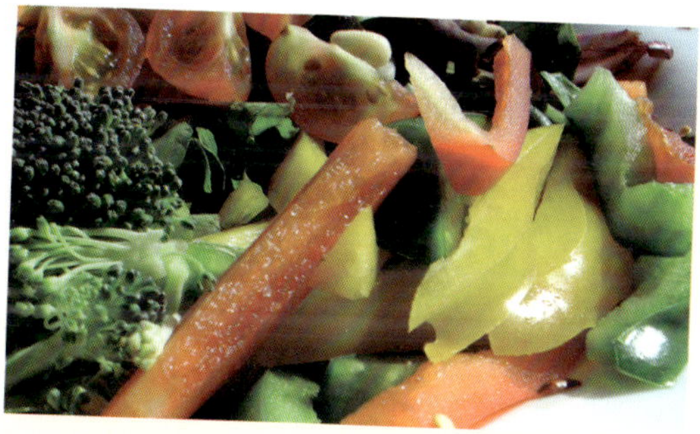

Zubereitung

Das Gemüse waschen und putzen. Möhren der Länge nach vierteln, Selleriestangen halbieren, die Paprika in Stücke bzw. in Streifen schneiden. Mit dem Chicoree und den Radieschen anrichten. Joghurt mit Kresse verrühren, mit Salz, Pfeffer und Zitrone abschmecken und mit dem Baguette zu der Rohkost servieren.

Zutaten

- *2 Möhren (ca. 125 g)*
- *2 dünne Stauden Bleichsellerie*
- *1 Paprika*
- *1 Chicorée-Staude*
- *1 Bund Radieschen*
- *100 g Vollkornbaguette*
- *150 g entrahmter Joghurt (0,1 % Fett)*
- *Kresse*
- *fluoridiertes Jodsalz*
- *Pfeffer*
- *Zitrone*

Info

Zusammensetzung

406 kcal (1699 kJ), 18,2 g Eiweiß
5,2 g Fett, 73,2 g Kohlenhydrate (6,1 BE)

Bunter Fitness-Salat

Zubereitung

Gemüse waschen und putzen. Paprika in Streifen, Bleichsellerie und Fenchel in Stücke, Radieschen in Scheiben und Tomaten in Achtel schneiden und zusammen mit den Sa-latblättern in einer Schüssel anrichten. Das Brot toasten, in Würfel schneiden und über den Salat geben. Mit Ei-scheiben garnieren. Aus Joghurt und Brottrunk ein Dressing zubereiten, mit Kräutern und Gewürzen abschmecken und über den Salat geben. Zur Förderung der Verdauung 1 Glas Brottrunk servieren.

Zutaten

- *1 gelbe Paprikaschote*
- *1 Stängel Bleichsellerie*
- *1 kleine Fenchelknolle*
- *einige Radieschen*
- *2 Tomaten*
- *einige Salatblätter*
- *1 hartgekochtes Ei oder marinierter Tofu*
- *1 Scheibe Vollkorntoastbrot*
- *100 g entrahmter Joghurt (0,1 % Fett)*
- *3 EL Brottrunk oder Essig*
- *fluoridiertes Jodsalz*
- *Schnittlauch*
- *Petersilie*
- *Pfeffer*
- *0,2 L Kanne-Brottrunk*

Info

Zusammensetzung
306 kcal (1280 kJ). 21.2 g Eiweiß
10.1 g Fett. 29.9 g Kohlenhydrate (2.5 BE)

Salatplatte mit Huhn

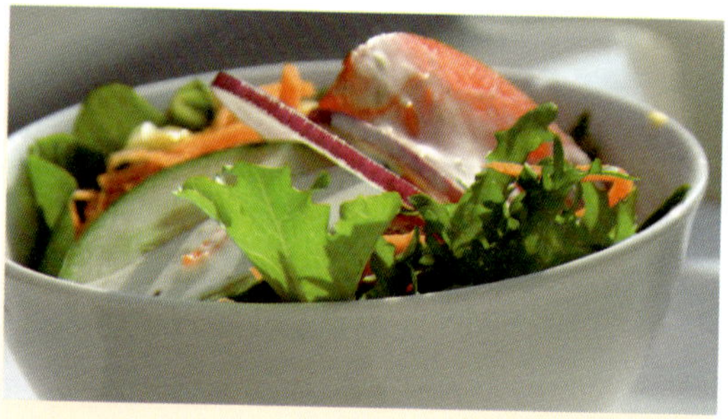

Zubereitung

Salat und Gemüse putzen und waschen. Paprika in Streifen, Radieschen in Stifte, Tomate in Würfel schneiden. Chicoree vom Strunk befreien und halbieren. Die Zwiebel schälen und in Ringe schneiden. Hähnchenbrust gründlich unter fließendem kaltem Wasser waschen und mit Küchenkrepp trockentupfen, Haut abziehen (cholesterinreich!), mit Öl einpinseln und würzen. In einer beschichteten Pfanne von beiden Seiten ca. 3 bis 4 Minuten braten. Inzwischen den Salat anrichten und mit Zitronensaft beträufeln. Cremequark mit den Kräutern verrühren, mit Zitrone, Salz und Pfeffer abschmecken. Hähnchenfilet aufschneiden, mit mexikanischer Sauce und dem Quark-Dip servieren.

Zutaten

- *50 g frischer Salat*
- *1 grüne Paprika*
- *1 gelbe Paprika*
- *einige Radieschen*
- *1 kleine Tomate*
- *1 Chicorée-Staude*
- *1 kleine rote Zwiebel*
- *1 kleines Hähnchenbrustfilet (ca. 125 g)*
- *1 TL Rapsöl*
- *Zitronensaft*
- *50 g Cremequark 0,2 % oder Tofu*
- *2 EL frische Kräuter*
- *flurodiertes Jodsalz*
- *Pfeffer*
- *50 g mexikanische Sauce*

Info

Zusammensetzung
295 kcal (1234 kJ). 39.2 g Eiweiß.
4.0 g Fett. 23.6 g Kohlenhydrate (2.0 BE)

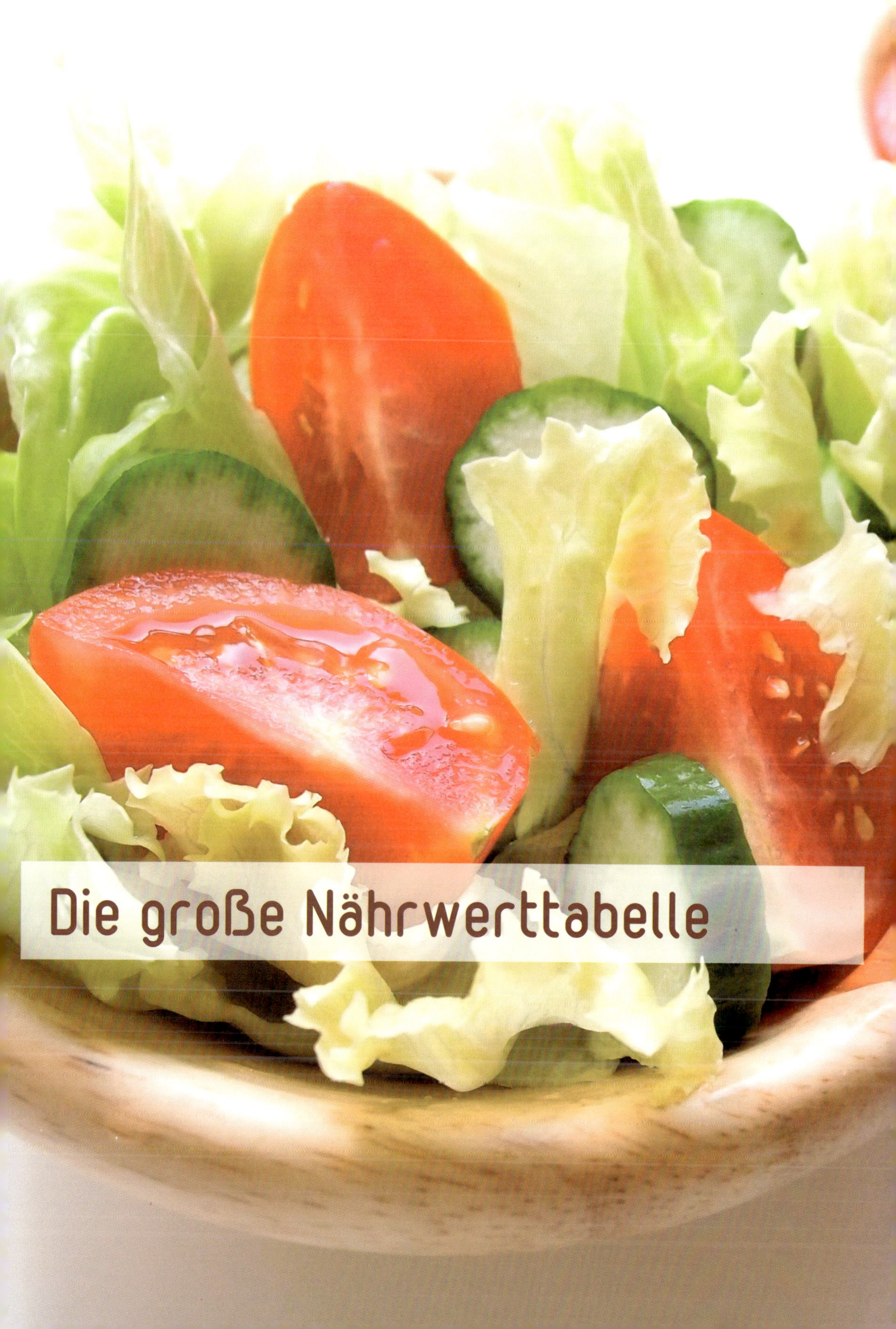

Die große Nährwerttabelle

Lebensmittel (bezogen auf 100g)	Kilokalorien (kcal)	Fett (g)	Cholesterin (mg)
Milch & Käse & Ei			
Bergkäse Vollfettstufe	384,1	30	70
Blauschimmel Rahmstufe	358,5	29,8	90
Brie Rahmstufe	335,3	27,9	92
Butterkäse	298,8	23,5	54
Buttermilch	35,9	0,5	3
Buttermilch mit Fruchtzubereitung	74,6	0,4	3
Buttermilchpulver	379,5	6	20
Camembert	287,8	22,8	70
Cheddar Rahmstufe	405,1	34	105
Chester	367,6	28,8	68
Danablu Rahmstufe	345,4	29,5	97
Dickmilch (Sauermilch)	63,6	3,5	13
Dickmilch (Sauermilch) 10% Fett	118,5	10	37
Dickmilch (Sauermilch) entrahmt	34,2	0,1	1
Dickmilch (Sauermilch) teilentrahmt	46,1	1,5	6
Dickmilch 10 % mit Früchten	143,9	8,7	33
Dickmilch fettarm mit Früchten	82,7	1,3	5
Dickmilch mit Müsli	123,8	3,9	10
Edamer	354,2	28,3	59
Edelpilzkäse	303,5	24	59
Eier in Senfsauce (R)	120,8	9,7	222,8
Eiersalat (R)	203,8	18,1	303,3
Emmentaler Vollfettstufe	383,4	30	90
Esrom Vollfettstufe	313,6	24,9	58
Feta	236,6	18,8	45
Fontina	382,4	31,1	116
Frischkäse	335,3	31,5	103
Frischkäse Doppelrahmstufe	335,3	31,5	103
Frischkäse Rahmstufe	281,3	23,6	77
Frischkäsezubereitung	335,3	31,5	103
Fruchtdickmilch mit Süßstoff	62,4	3,2	12
Fruchtjoghurt mit Süßstoff	64,3	3,5	13
Fruchtquark mit Süßstoff	73,1	0,2	1
Gorgonzola	356,6	31,2	102
Gouda	365	29,2	59
Greyerzer	406,1	32,3	110
Hartkäse	294,7	18,2	43
Hartkäse Dreiviertelfettstufe	356,6	22,5	53
Hartkäse Rahmstufe	406,1	32,3	110
Hartkäse Vollfettstufe	383,4	30	90
Harzer Käse	131,2	0,7	3
Hausmacher Blutwurst	343,9	31,4	33
Hühnerei Eigelb	348,7	31,9	1260
Hühnerei Eiweiß	49,7	0,2	0
Hühnerei frisch	154,4	11,2	396
Hühnerei frisch gegart	148,7	10,8	382
Hüttenkäse	102,3	4,3	16
Hüttenkäse Magerstufe	81,5	1,4	5
Jarlsberg Vollfettstufe	349,4	26,9	69
Joghurt 10% mit Früchten	143,6	8,7	33
Joghurt entrahmt	38	0,1	1
Joghurt fettarm mit Früchten	82,7	1,3	4
Joghurt mit Früchten	98,9	3,2	12
Joghurt mit Müsli	125,7	4,1	11
Joghurt teilentrahmt	46,1	1,5	5
Joghurt vollfett	65,7	3,8	14
Joghurt vollfett mit Früchten	98,9	3,2	12
Kaffeesahne	202,9	20	65
Kaffeeweißer	549,2	35	0
Käsefondue (R)	322,9	18,2	41,2
Käseplatte (R)	307,9	23,4	59,2
Käsesalat (R)	268,9	21,3	32,7
Käsespätzle (R)	255,4	12,2	90,4
Kefir	49,7	1,5	6
Kefir entrahmt	37,8	0,1	0
Klosterkäse Rahmstufe	342,3	28,8	67
Kondensmilch 10 % Fett	176,4	10	38

Lebensmittel (bezogen auf 100g)	Kilokalorien (kcal)	Fett (g)	Cholesterin (mg)
Kondensmilch 4% Fett	110,7	4	16
Kondensmilch 7.5 % Fett	133,1	7,5	28
Kondensmilch gezuckert 10 % Fett	342,7	10	36
Kuhmilch entrahmt gekocht	36,8	0,1	2
Kuhmilch gekocht	65,5	3,6	13
Kuhmilch teilentrahmt gekocht	49,5	1,6	6
Kuhmilch Trinkmilch entrahmt	36,1	0,1	2
Kuhmilch Trinkmilch fettarm	48,5	1,6	6
Kuhmilch Trinkmilch vollfett	64,3	3,5	13
Kuhmilch Vorzugsmilch vollfett	67,2	3,8	14
Limburger	270,1	19,7	46
Magermilchpulver	368,3	0,9	3
Milchreis (R)	156,3	5,1	13,1
Molke	24,9	0,2	2
Mozzarella	254,8	19,8	46
Nudelteig Nudelerzeugnis	363,5	5,9	179
Omelett (R)	177,3	14,9	307,2
Parmesan	440,2	34,8	82
Quark Fettstufe	142,9	10,3	31
Quark Halbfettstufe	99,9	4,4	16
Quark Magerstufe	75,3	0,2	1
Quark mit Früchten	103,3	0,7	2
Quark mit Kräutern Fettstufe	113,3	4,7	14
Quarkauflauf mit Äpfel (R)	138,3	7,5	62,1
Quarkspeise roh mit Früchten (R)	178,2	7,4	22,7
Quarkspeisen, Joghurt (R)	119,4	2,5	9,1
Raquelette Rahmstufe	343	28	65
Ricotta Doppelrahmstufe	174,2	15	59
Romadur Halbfettstufe	178,8	9	21
Roquefort	361,4	31	72
Rührei mit Speck/Schinken (R)	191,1	15,5	293,9
Rühreier (R)	211,1	18,5	358,9
Sauermilchkäse Magerstufe	131,2	0,7	3
Saure Sahne 10 % Fett	116,6	10	37
Saure Sahne 20 % Fett	204,3	20	65
Saure Sahne 30 % Fett	287,8	30	90
Saure Sahne 40 % Fett	390,5	42	123
Schafskäse	236,6	18,8	45
Scheiblette	271,3	19,7	45
Schlagsahne 30 % Fett	288,5	30	90
Schmelzkäse	327,7	30,4	85
Schmelzkäse Halbfettstufe	221,6	12	27
Schnittkäse	354,2	28,3	59
Schnittkäse Dreiviertelfettstufe	255,7	16	37
Schnittkäse Fettstufe	313,1	23	51
Schnittkäse halbfest	291,1	23	54
Schnittkäse halbfest Doppelrahmstufe	425,2	39,1	90
Schnittkäse halbfest Dreiviertelfettstufe	242,1	15	35
Schnittkäse halbfest Fettstufe	268,2	20	47
Schnittkäse halbfest Rahmstufe	323,1	27	63
Schnittkäse halbfest Vollfettstufe	291,1	23	54
Schnittkäse Rahmstufe	356,6	30	70
Schnittkäse Vollfettstufe	344,4	27	56
Schwedenmilch vollfett	66,4	3,5	12
Spaghetti Bolognese (R)	214,1	11,2	38,5
Spiegeleier (R)	253,1	23,7	343,4
Stilton Doppelrahmstufe	401,8	40	120
Tilsiter	354,2	27,7	95
Trappisten Vollfettstufe	338,4	26,8	62
Trinkmilch mit Kakao/Schokolade	130,7	3,6	10
Vollmilchpulver	494,7	26,3	98
Weichkäse	275,3	21,8	54
Weichkäse 70% F.i.Tr.	408	40	112
Weichkäse Doppelrahmstufe	362,6	33,2	93
Weichkäse Dreiviertelfettstufe	209,1	13	35
Weichkäse Fettstufe	267	20	46
Weichkäse Halbfettstufe	178,5	9	21
Weichkäse Rahmstufe	311,9	25,5	72

Lebensmittel (bezogen auf 100g)	Kilokalorien (kcal)	Fett (g)	Cholesterin (mg)
Weichkäse Vollfettstufe	275,3	21,8	54
Wurst			
Bauernbratwurst	306,4	25,4	71
Bierwurst	251,7	22,2	43
Bockwurst	296,4	26,4	53
Bratwurst (R)	301,5	28,6	58,1
Braunschweiger Mettwurst	364,7	31,9	91
Cabanossi	451,2	43,9	60
Cervelatwurst	369,5	32,4	76
Curry-Bratwurst	272,7	25,1	51
Filetblutwurst	247,1	17,4	53
Fleischkäse	302,3	27,6	59
Fleischkäse gebraten (R)	334,9	31,6	67
Fleischsalat (R)	195,8	11,4	52
Fleischwurst / Stadtwurst	282,7	25,3	50
Frankfurter Rindswurst/Rote	249,5	19,5	62
Geflügelmortadella	174	9,8	81
Gefüllte Kalbsbrust	192,4	12,7	88
Gelbwurst	284,9	26,9	46
Hausmacher Blutwurst	343,9	31,4	33
Jagdwurst (Süddeutsche und Norddeutsche)	218	16,8	59
Kalbsleberwurst	316,7	27,4	185
Kasseler	171,8	11,4	51
Knackwurst/Servela	283,2	26	53
Krakauer	299,2	26,5	58
Landjäger	456,5	44,4	59
Leberkäse	269,1	22,2	69
Leberpastete	299,5	25,1	173
Leberwurst einfach	329,8	31,3	122
Leberwurst fein	328,4	29,4	160
Mortadella Konserve	308,6	29,2	65
Pökelwaren Rippchen/Schälrippchen	147,5	8,3	51
Rostbratwurst	329,1	29,5	66
Salami	359,9	30,8	72
Schinkenwurst	294,5	27,8	62
Schinkenwurst grob/Lyoner grob	293,3	25,2	64
Schwartenmagen	180,7	11,1	162
Schwein Schinken gekocht ungeräuchert	112,8	3,9	49
Schwein Schinken roh geräuchert (Lachsschinken)	116,4	4,4	51
Sülzen und Aspik	109,5	3,2	55
Teewurst	367,4	34,8	60
Weißer Preßkopf	220,4	14,2	79
Weißwurst Münchener	270,6	23,8	58
Wiener Würstchen Konserve	304,5	27,7	57
Wurst gemischt (R)	271	22,7	67,9
Wurst- und Fleischwaren fettarm	218	16,8	59
Wurst/Käsesalat (R)	305,8	27,8	39,6
Würstchen/Bockwurst/Wiener Würstchen	296,4	26,4	53
Fisch			
Aal frisch Fischzuschnitt gegart	266,5	21,9	181
Aal geräuchert	290,4	25,6	149
Auster frisch	63,1	1,2	123
Auster frisch gegart	65	1,3	129
Barsch frisch gegart Fischzuschnitt	93	0,7	89
Bismarckhering Konserve, abgetropft	180	11,6	83
Brathering Konserve, abgetropft	192,6	10,5	69
Bückling	217,3	15,8	96
Dornhai(Seeaal)/Schillerlocke	153,9	8,9	74
Dorschartige Fische gegart	95,4	0,6	49
Fisch in Kräutersoße (R)	114,6	4,1	52,8
Fisch paniert (R)	141,1	5,7	100,9
Fische gegart	96,1	1,1	85
Fischfilet gebraten (R)	115,8	5,4	56,7
Fischfrikadelle (R)	106,3	2,2	105,9
Fischfrikasee (R)	138,5	7,9	53,1
Fischkonserve (R)	211,6	16,5	52
Fischstäbchen frittiert (R)	187,4	10,1	73,6
Fischstäbchen paniert tiefgefroren	118,3	1,2	61

Lebensmittel (bezogen auf 100g)	Kilokalorien (kcal)	Fett (g)	Cholesterin (mg)
Flunder frisch gegart Fischzuschnitt	111,9	3,8	60
Flußkrebs (Edelkrebs) gegart	92	1,1	146
Forelle frisch gegart Fischzuschnitt	122,6	2,9	69
Forelle geräuchert	120	3,6	59
Garnele frisch	101,6	1,7	152
Hecht frisch gegart Fischzuschnitt	93,5	0,7	87
Heilbutt frisch gegart Fischzuschnitt	112,6	2	38
Hering Konserve in Öl	335,1	31,3	72
Heringsfilet in Sahne-Meerrettichcreme	176,1	14,1	53
Heringsfilet in Tomatensoße	184,3	13,1	72
Heringsfische Makrelen Thunfische gegart	137,4	5,9	52
Hummer frisch gegart	88,2	0,9	100
Jacobsmuschel	77	0,9	150
Kabeljau tiefgefroren gegart	89,6	0,8	60
Karpfen frisch gegart Fischzuschnitt	122,4	4,2	83
Kaviar echt	259,3	15,5	300
Kaviarersatz	101,8	2,5	332
Krabbe klein (Shrimps) gegart	93,2	1,5	145
Krebstiere (Krustentiere) gegart	93,2	1,5	145
Lachs frisch	130,7	6,3	35
Lachs geräuchert	138,4	6,7	37
Lachsfische gegart	98,2	1,5	88
Languste Konserve abgetropft	100,9	1,5	138
Makrele frisch gegart Fischzuschnitt	210,3	13,9	88
Makrele Konserve in Öl	316,2	28,9	59
Matjeshering gesalzen	282	23,6	143
Miesmuschel frisch gegart	68,8	1,4	132
Miesmuschel Konserve in Öl	225,4	20,6	99
Renke frisch gegart Fischzuschnitt	109,9	2,8	74
Rotbarsch frisch gegart Fischzuschnitt	125,5	4,3	50
Sardelle gesalzen	94,9	2,2	13
Sardine gegart	138,4	5,4	18
Sardine geräuchert	126	4,8	16
Sardine Konserve in Öl	266,3	23,1	12
Schellfisch frisch gegart Fischzuschnitt	91,3	0,7	69
Schleie frisch gegart Fischzuschnitt	89,4	0,6	87
Scholle frisch gegart Fischzuschnitt	104,7	2,3	50
Schwarzer Heilbutt geräuchert	185,9	14,6	49
Seeteufel frisch	74,1	1,5	25
Seezunge frisch gegart Fischzuschnitt	97,5	1,6	60
Sprotte frisch	214,6	16,6	109
Sprotte geräuchert	225,6	17,5	115
Steinbutt frisch gegart Fischzuschnitt	97,5	2,1	72
Stockfisch tiefgefroren	333,2	2,9	217
Thunfisch frisch gebraten Fischzuschnitt	252,9	17,3	81
Thunfisch Konserve in Öl	347,3	31,3	55
Tintenfisch tiefgefroren gegart	95,1	1,2	150
Wels frisch gegart Fischzuschnitt	161,3	9,9	191
Zander frisch gegart Fischzuschnitt	96,1	0,6	86
Geflügel & Fleisch			
Baby-Pute frisch	151,1	6,8	81
Brät frisch	285,1	26,9	48
Brathähnchen Brustfilet frisch	101,8	0,7	66
Brathähnchen Leber gegart	146,7	4,3	537
Brathähnchen Schenkel frisch gegart	214,4	11,3	85
Corned Beef deutsch Konserve	126,2	3,4	44
Eintopf mit Rindfleisch (R)	73,2	1,9	13,8
Ente Fleisch (mf) frisch	225,6	17,2	76
Ferkel Fleisch (mf) frisch	176,9	10,0	70
Fleisch frisch	202,2	13,6	58
Fleisch gegart	223	12,2	61
Frikadelle (R)	249,5	15,7	44
Gans Fleisch mit Haut frisch gegart	279,2	20,8	77
Gans Schenkel frisch gegart	186,2	11,6	74
Geflügelsalat (R)	141,3	8,8	43,6
Gulaschsuppe Konserve	109,7	6,3	29
Hackbraten (R)	224,8	14,2	91,6
Hase Fleisch (ma) frisch gegart	152,7	3,6	82

Lebensmittel (bezogen auf 100g)	Kilokalorien (kcal)	Fett (g)	Cholesterin (mg)
Hauskaninchen Fleisch gegart	188,1	8,9	87
Hirsch Fleisch (mf) frisch gegart	149,4	4	63
Hühnerfrikassee (R)	196,4	15	65,1
Irish Stew (R)	68,9	4	15,6
Kalb Bries gegart	104,7	3,1	263
Kalb Fleisch (ma) frisch gegart	137	2,7	73
Kalb Fleisch (mf) frisch gegart	152,5	4,8	74
Kalb Fleisch gegart	152,5	4,8	74
Kalb Leber gegart	146,5	4	348
Kalb Niere gegart	116,4	4,6	357
Kalb Rücken (Kotelett) (mf) frisch gegart	171,8	7	74
Kalb Vorderhaxe (mf) frisch gegart	174,5	6,8	73
Kalb Zunge gegart	173,5	10,2	94
Königsberger Klopse (R)	123,1	7,1	0
Lammkotelett gebraten (R)	285,3	21,4	89,6
Lasagne mit Hackfleisch (R)	214,9	11,6	46,5
Ochsenschwanzsuppe klar Trockenprodukt	126,2	6,7	40
Pferd Fleisch gegart	154,4	3,5	65
Pute Brust frisch	106,6	1	60
Pute Fleisch mit Haut	216,3	15	74
Pute Fleisch mit Haut frisch gegart	253,3	16,2	85
Pute Schenkel frisch gegart	188,8	9,7	88
Putenschnitzel (R)	225,1	14,4	93,9
Ragout Fin Konserve	133,1	7,4	72
Reh Fleisch (mf) frisch gegart	160,1	4,2	88
Rind Filet (Lende) (ma) frisch gegart	152	3,6	73
Rind Fleisch (fe) frisch gegart	208,4	11,3	63
Rind Fleisch (ma) frisch gegart	151,1	3,8	73
Rind Fleisch (mf) frisch gegart	180,4	7,7	63
Rind Hackfleisch gegart	223	12,2	61
Rind Herz gegart	102,5	2,4	137
Rind Leber gegart	147	3,5	342
Rind Magen/Kutteln gegart	97,8	3,6	94
Rind Niere gegart	101,6	3	368
Rind Zunge gegart	187,9	11,5	102
Rind/Schwein Hackfleisch gegart	239,2	14,6	63
Rindergulasch (R)	93,8	4,5	20,2
Rinderroulade (R)	152,5	9,4	41,2
Rumpsteak (R)	234,9	14,9	68,5
Schaf Bratenfleisch (mf) frisch gegart	270,1	19,9	91
Schaf Fleisch (fe) frisch gegart	307,1	24,5	93
Schaf Fleisch (ma) frisch gegart	180	7,9	87
Schaf Kotelett (mf) frisch gegart	259,1	17,9	86
Schaschlikspieß (R)	98,9	6,7	16,1
Schlachtplatte (R)	170,1	13,2	36,5
Schwein Eisbein vorn (mf) frisch gegart (gekocht)	208,7	10,3	77
Schwein Fleisch fett (fe)	215,1	15,5	60
Schwein Fleisch gegart	201	9,6	86
Schwein Fleisch gepökelt geräuchert	139,6	7,4	59
Schwein Fleisch gepökelt ungeräuchert	137,2	7,1	57
Schwein Fleisch mager (ma)	135,8	5,6	70
Schwein Fleisch mittelfett (mf)	176,9	10,8	70
Schwein Hackfleisch gegart	263,9	18,2	67
Schwein Hackfleisch gegart	263,9	18,2	67
Schwein Herz gegart	108	3,4	128
Schwein Kotelett (mf) frisch gegart	210,6	10,6	74
Schwein Leber gegart	123,3	3	331
Schwein Lunge gegart	101,6	2,7	314
Schwein Magen gegart	152,2	8,8	190
Schwein Niere gegart	114,7	4,2	358
Schwein Schnitzel	107,1	1,9	70
Schwein Speck roh geräuchert	320,3	28,9	60
Schwein Zunge gegart	196,7	14,6	96
Schweinekotlett (R)	239,7	13,6	90,5
Schweineschnitzel natur (R)	151,4	6,2	72,2
Schweineschnitzel paniert (R)	174,3	8,3	96
Serbisches Reisfleisch (R)	87,9	4	14
Suppenhuhn Fleisch mit Haut	256,7	20,3	94

Lebensmittel (bezogen auf 100g)	Kilokalorien (kcal)	Fett (g)	Cholesterin (mg)
Suppenhuhn Schenkel frisch gegart	303,5	22,8	106
Tatar (Schabefleisch) frisch	113,5	3	58
Taube Fleisch mit Haut frisch gegart	245,2	17,8	101
Wachtel Fleisch mit Haut frisch	175	9,5	44
Wiener Schnitzel (R)	178,9	8,7	83,1
Ziege Fleisch (mf) frisch gegart	191,4	9,2	87
Fette / Öle			
Backpulver	155,6	0	0
Barbecue-Grillsoße	146,3	0,1	0
Bechamelsoße (R)	100,8	7,4	11,9
Bratensoße (Trockenpulver)	149,1	4	0
Bratensoße dunkel Konserve	51,6	1,8	10
Bratensoße flüssig (R)	14,9	0,4	0
Bratensoße mit Pilzen Konserve	51,6	1,7	9
Bratfett (tierisches Fett)	878,1	99,3	200
Brühwürfel	149,1	4	0
Brühwürfel fettreich	317,6	26	0
Butter	741,2	83,2	240
Butter halbfett - Milchhalbfett	382,6	39,8	140
Butterschmalz	881	99,5	340
Distelöl (Safloröl)	880	99,5	0
Erdnussbutter/-mus	597,8	50	0
Erdnussöl	879,8	99,4	1
Essig	18,9	0	0
Essigmarinade (R)	509,9	56,8	0,6
Fleischbrühe (R)	28,9	2,4	0
Fritierfett (überwiegend pflanzliches Fett)	884,1	100	30
Gelatine	343	0	0
Gemüsebrühe (R)	15,2	0,4	0
Grundsoße mit Senf (R)	53,1	3,9	9,7
Grundsoße weiß (R)	49,7	3,8	10,7
Hefe	288	1,5	0
Kochsalzersatz und Gewürze natriumarm/mineralstoffreich	0	0	0
Kokosfett gehärtet	878,8	99	1
Kräutersalz	21,5	0,2	0
Lebertran	882,6	99,8	850
Maggi	224,4	7	0
Maiskeimöl	883,4	99,9	1
Margarine halbfett Linolsäure 30-50%	361,9	40	4
Margarine Linolsäure >50%	709,1	80	1
Margarine pflanzlich Linolsäure 30-50%	709,8	80	7
Margarine zum Kochen	709,8	80	7
Mayonnaise (R)	790,3	88,3	160,3
Mayonnaise 80% Fett	743,8	82,5	237
Olivenöl	881,7	99,6	1
Orangeat	309,3	0,3	0
Palmkernfett	878,1	99,3	2
Pflanzliche Öle Linolsäure 30% - 60%	882,6	99,8	1
Pudding-/Soßenpulver/Cremespeisenpulver	382,4	0,7	0
Rindertalg	861,1	97	100
Rüböl (Rapsöl)	875,5	99	2
Salatmayonnaise 50% Fett	482,3	52	52
Schaschlik-Grillsoße	74,6	2,2	0
Schweineschmalz/-fett	882,2	99,7	86
Senf	86,3	4	0
Sesamöl	880,7	99,5	1
Sojaöl	871,9	98,6	2
Sojasoße Fertigprodukt	70,3	0	0
Sonnenblumenöl	882,6	99,8	1
Soße holländisch (R)	359,9	38,1	104,3
Speisesalz	0	0	0
Stärke	351,1	0,1	0
Tomatenketchup	109,9	0,3	0
Tomatenmark	73,9	0,2	0
Tomatensoße (R)	78,5	4,5	0
Tortengußpulver	351,3	0,1	0
Traubenkernöl	880	99,5	0
Walnussöl	880	99,5	1

Lebensmittel (bezogen auf 100g)	Kilokalorien (kcal)	Fett (g)	Cholesterin (mg)
Weizenkeimöl	880	99,5	0
Würzsoßen und andere Würzmittel	52,3	0,3	0
Zaziki (R)	57,9	2,8	10
Zitronat (Sukkade)	292,5	0,4	0
Fast Food			
Cheeseburger (R)	279,2	14,2	39
Hamburger (R)	223,5	8,6	40,7
Kebab, Gyros (R)	226,5	7,9	42,6
Pizza (R)	291,5	11,8	12,8
Getreide & Backwaren			
Apfelstrudel	165,2	5,6	0
Baguette	248,1	1,4	0
Baiser	364,2	0,1	0
Baumkuchen	426,9	22,4	146
Berliner (Pfannkuchen) aus Hefeteig fettarm	322,7	12,8	104
Bienenstich aus Hefeteig fettreich	300,4	16,2	52
Biskuit-Obsttorte	157,5	1,9	59
Biskuitrolle	272,9	2,6	84
Blätterteig	417,8	32,4	92
Brandteig	201,5	12,6	140
Brot dunkl mit Johannisbrotkernmehl eiweißarm glutenfrei	222	1,2	0
Brötchen	248,1	1,4	0
Brötchen belegt (R)	327,2	21,3	48,4
Brötchen mit Ölsamen	263,9	3,6	0
Brötchen-Roggenbrötchen	223	1	0
Buchweizen	340,6	1,7	0
Buntes Plundergebäck	309,3	14,4	58
Buttercremetorte aus Biskuitmasse	316,2	19,4	95
Butterkeks	479,9	21,2	62
Cannelloni (R)	157,5	6,3	35,3
Cornflakes	355,6	0,6	0
Cremetorte	316,2	19,4	95
Croissant aus Blätterteig	508,1	33,6	26
Dampfnudeln (R)	277	8	45,7
Donau-Wellen aus Rührmasse	312,6	19,1	87
Dresdner Stollen aus Hefeteig fettreich	408,5	21,8	54
Eclairs mit Sahne gefüllt aus Brandmasse	294,2	21,7	145
Eierpfannkuchen (R)	170,2	10,1	148,2
Eierteigwaren	352,3	2,8	94
Eierteigwaren gegart	126	1	34
Erdnussflips	529,6	34,7	0
Fettgebackenes aus Hefeteig fettarm	322,7	12,8	104
Fladenbrote	235,4	1,3	0
Frankfurter Kranz aus Sandmasse	363,5	24	105
Früchte-Müsli	340,1	6	0
Gefüllter aufgeschnittener Kranz aus Hefeteig fettarm	359,5	13,6	48
Gerste Perlgraupen	339,6	1,4	0
Gerste Vollkorn	319,8	2,1	0
Getreideflocken	370	7	0
Grahambrot	212,5	1,5	0
Graubrot-Mehrkornbrot	218,7	1	0
Graubrot-Weizenmischbrot	219,2	0,8	0
Graubrot-Weizentoastbrot mit Schrotanteilen	254,1	4	0
Grünkern Vollkorn	324,6	2,7	0
Hafer Flocken	370	7	0
Hafer ganzes Korn	353,3	7,1	0
Hefeextrakt (Hefeaufstrichpaste)	313,1	32,7	1
Hefeteig	302,1	10,7	58
Hefezopf aus Hefeteig fettarm	301,9	9,1	84
Hirse Flocken	354	3,9	0
Hirse ganzes Korn	330,8	3,6	0
Hirse Korn geschält	354	3,9	0
Hirsebrot glutenfrei	253,1	2,2	0
Honigkuchen	304,7	1,3	2
Käsekuchen aus Mürbeteig	276,3	14,1	118
Käsesahnetorte	208,9	6,2	94
Kastanienbrot glutenfrei	177,6	0,8	0
Kleinteile aus besonderen Teigen	479,9	21,2	62

Lebensmittel (bezogen auf 100g)	Kilokalorien (kcal)	Fett (g)	Cholesterin (mg)
Knabbergebäck	347	0,5	0
Knäckebrot	359,5	2	0
Kokosmakronen	438,8	26,5	0
Kräcker	376,2	3,3	0
Krapfen Beignets (R)	417	23,2	61,6
Kuchen	376,7	14,9	42
Kuchen aus Hefeteig fettarm mit Streusel	301,9	9,1	84
Kuchen aus Hefeteig fettarm mit Streuselmutz	301,9	9,1	84
Kuchen aus Rührmasse	360,9	15,8	95
Laugengebäck	340,1	2,6	0
Lebkuchenteigbackwaren	412,8	19,8	77
Linzertorte	417,5	23,6	97
Löffelbiskuit aus Biskuitmasse	414,4	8,3	281
Mais Grieß	345,1	1,1	0
Mais Stärke	351,1	0,1	0
Mais Vollkorn	331	3,8	0
Makkaroni mit Tomatensoße (R)	153,3	7,1	33,7
Marmorkuchen aus Rührmasse	391,5	21,7	141
Marzipanstollen aus Hefeteig fettreich	389,1	18,7	45
Maultaschen (R)	262,1	11,9	99,1
Maultaschen in der Brühe (R)	137,3	5,9	73,8
Mehl	336,8	1	0
Mehlmischung für Brot glutenfrei	349,2	0,6	0
Mehrkornflocken mit Zucker/Honig geröstet	315,5	1,7	0
Mohnkranz aus Hefeteig fettreich	334,6	13,9	32
Mürbeteig	479,7	27,5	78
Müsli	351,6	7,3	0
Müsli mit Milch/Zucker/Obst (R)	124,3	2,6	6,8
Napfkuchen (Gugelhupf) aus Hefeteig fettreich	349,7	16,8	46
Nasi Goreng (R)	120,9	6,9	31
Nudelgericht mit Gemüse (R)	83,9	3,7	20,9
Nudelgerichte mit Fleisch (R)	187,8	9,1	43,3
Nudelgerichte mit Gemüse (R)	120,4	5,9	23,6
Nudeln, Spätzle (R)	126	1	34
Nudelsalat mit Mayonaise (R)	205	14,4	44,7
Nudelsuppe (R)	32,9	1,2	5,4
Nusshörnchen aus Hefeteig fettreich	390,1	22,7	53
Nusskranz aus Hefeteig fettreich	364	15,7	20
Nusskuchen	456	31,6	130
Obstkuchen (allgemein)	229,2	8,9	17
Obstkuchen aus Hefeteig fettarm	144,4	3,4	19
Obstkuchen aus Mürbeteig fettreich	229,2	8,9	17
Obstkuchen aus Rührmasse	213,9	9,5	74
Obstkuchen Fertigmischung	518,6	32,7	0
Obstkuchen mit Steinobst	278,9	16,8	39
Obstpie mit Teigboden und -deckel aus Mürbeteig	424,2	23,6	66
Paella (R)	82,2	2,5	24,3
Paniermehl	358,3	2,1	0
Pfeffernüsse	395,8	5,2	46
Plätzchen aus Mürbeteig	489,5	25,6	97
Plätzchen eiweißarm glutenfrei natriumarm	235,4	0,3	0
Plätzchen Kekse	498,6	25,6	127
Printen	465,6	21,3	14
Puffmais	369	5	0
Puffreis	390,1	2,3	0
Puffreis mit Zucker/Honig geröstet	383,6	2,1	0
Pumpernickel	187,9	1	0
Quarkstrudel	223,9	8	49
Ravioli mit Tomatensoße (R)	177,9	7,4	45
Reis geschält	348,9	0,6	0
Reis geschält gegart	93	0,2	0
Reis parboiled	351,3	0,5	0
Reis parboiled gegart	107,8	0,2	0
Reis ungeschält	349,7	2,2	0
Reis ungeschält gegart	112,1	0,8	0
Reiscrispies	377,6	0,9	0
Reissalat (R)	132	7,4	8,2
Roggen Mehl Type 1150	318,4	1,3	0

Lebensmittel (bezogen auf 100g)	Kilokalorien (kcal)	Fett (g)	Cholesterin (mg)
Roggen Vollkorn	294,2	1,7	0
Roggen Vollkornmehl	294,2	1,7	0
Sachertorte	337,7	14,5	145
Salzgebäck	347	0,5	0
Salzstangen	347	0,5	0
Sandkuchen	440,2	26,8	151
Schnecken aus Hefeteig fettarm	335,6	8,1	29
Schoko-Müsli	390,1	11,8	2
Schupfnudeln (R)	145,8	2,1	0,2
Schwarzwälder Kirschtorte	247,1	16,1	88
Spekulatius aus Mürbeteig	489,5	25,6	97
Teigwaren (allgemein) Schnitt-/Bandnudeln	352,3	2,8	94
Teigwaren eifrei gegart	149,6	0,5	0
Teigwaren ohne Ei	347,8	1,2	0
Toast Hawai (R)	191,5	8,7	27
Toast mit Käse und Schinken (R)	280,8	18,5	56
Torten	247,1	16,1	88
Vollkornbrot	187,9	1	0
Vollkornbrot mit Ölsamen	203,9	2,9	0
Vollkornbrötchen	221,8	1,5	0
Vollkornkeks	471,1	24,2	0
Vollkornteigwaren gegart	138,9	1,1	0
Vollkornteigwaren gegart	138,9	1,1	0
Vollkornteigwaren ohne Ei	322,9	2,5	0
Vollkornzwieback für Diabetiker	351,8	9	0
Waffel-Maisbrot glutenfrei	335,3	3,5	0
Waffeln	554	40,7	240
Waffeln eiweißarm glutenfrei	370,2	3,4	0
Weißbrot-Toastbrot	253,3	3,3	0
Weißbrot-Weizenbrot	235,4	1,3	0
Weizen Grieß	325,8	0,8	0
Weizen Keim	313,8	9,2	0
Weizen Kleie	172,3	4,7	0
Weizen Mehl Type 1050	334,1	1,8	0
Weizen Mehl Type 405	336,8	1	0
Weizen Mehl Type 550	337,5	1,1	0
Weizen Vollkorn	313,1	2	0
Weizen Vollkornmehl	309	2,4	0
Windbeutel aus Brandmasse mit Sahne und Kirschen gefüllt	315,2	19,6	183
Zwieback	365,4	4,3	0
Zwieback glutenfrei	435,5	16,1	58
Zwiebelkuchen	171,1	7,8	90
Nüsse & Hülsenfrüchte			
Bohne weiß frisch gegart	111,9	0,7	0
Bohnen weiß reif Konserve gegart abgetropft	60,2	0,4	0
Cashewnuss geröstet	594,6	48,2	0
Edelkastanien (Marone) frisch gegart	168,5	1,8	0
Edelkastanien (Maronen) geröstet	239	10,8	0
Erbsen reif frisch gegart	145,3	0,8	0
Erdnuss geröstet	579,3	49,4	0
Getreidesprossen (Getreide gekeimt)	69,6	0,4	0
Haselnuss frisch	636,2	61,6	0
Hülsenfrüchte reif	277,7	1,4	0
Hülsenfruchtgerichte Konservensuppen	60,9	2,6	3
Kokosmilch	24,4	0,4	0
Kokosnuss Raspeln	610,7	63,3	0
Kürbiskern frisch	560,2	45,6	0
Leinsamen frisch	372,4	30,9	0
Luzernensprossen (Alfalfa)	32	0,7	0
Mandel süß frisch	569,6	54,1	0
Mohn frisch	472,3	42,2	0
Mungobohnensprossen	23,7	0,3	0
Nüsse frisch	561,7	48,1	0
Oliven grün gesäuert	143,4	13,9	0
Oliven schwarz gesäuert	353,3	35,8	0
Paranuss frisch	660,4	66,8	0
Pinienkern frisch	575,5	50,7	0
Pistazie geröstet und gesalzen	615	54,3	0

Lebensmittel (bezogen auf 100g)	Kilokalorien (kcal)	Fett (g)	Cholesterin (mg)
Sesam frisch	559	50,4	0
Sonnenblumenkern frisch	574,8	49	0
Studentenfutter mit Erdnüssen	483,5	33,1	0
Walnuss europäisch	654,4	62,5	0
Obst			
Ananas frisch	58,8	0,2	0
Ananas Konserve abgetropft	87,2	0,1	0
Apfel frisch	51,9	0,4	0
Apfel frisch gegart	54,5	0,4	0
Apfel frisch mit Küchenabfall	47,8	0,4	0
Apfel geschält frisch	55,7	0,4	0
Apfel geschält Konserve abgetropft	85,6	0,3	0
Apfel getrocknet	278,4	2,1	0
Apfelmus (R)	102,4	0,6	0
Aprikose frisch	42,3	0,1	0
Aprikose frisch gegart	44,5	0,1	0
Aprikose Fruchtnektar	58,3	0	0
Aprikose getrocknet	249,5	0,6	0
Aprikose Konfitüre	271,7	0	0
Aprikose Konserve abgetropft	78,4	0,1	0
Avocado frisch	217,3	23,5	0
Banane frisch	95,1	0,2	0
Banane getrocknet	290,6	0,6	0
Birne frisch	52,3	0,3	0
Birne frisch gegart	54,7	0,3	0
Birne frisch mit Küchenabfall	48,8	0,3	0
Birne Fruchtnektar	67,6	0,1	0
Birne Konserve abgetropft	83,7	0,2	0
Brombeere frisch	29,9	1	0
Brombeere Konfitüre	267,2	0,4	0
Clementine frisch	45,9	0,3	0
Dattel getrocknet	285,4	0,5	0
Erdbeere frisch	32	0,4	0
Erdbeerkonfitüre	267,9	0,1	0
Feige frisch	63,1	0,5	0
Feige getrocknet	284,4	2,3	0
Granatapfel frisch	77,9	0,6	0
Grapefruit frisch	50	0,2	0
Grapefruit Fruchtnektar	64,3	0,1	0
Grapefruit Fruchtsaft	47,6	0,1	0
Hagebutte Konzentrat	246,7	1,3	0
Heidelbeere frisch	42,1	0,6	0
Heidelbeere Konfitüre	271,5	0,2	0
Himbeere frisch	33,9	0,3	0
Himbeere Fruchtnektar	56,2	0,1	0
Himbeere Konfitüre	268,6	0,1	0
Holunderbeere frisch	47,6	0,5	0
Holunderbeere Fruchtsaft	50	0,4	0
Johann. schwarz Konfitüre	277,2	0,1	0
Johannisbeere rot frisch	43,3	0,2	0
Johannisbeere rot Fruchtnektar	67,4	0	0
Johannisbeere rot Konfitüre	272	0,1	0
Johannisbeere schwarz frisch	57,1	0,2	0
Johannisbeere schwarz Fruchtnektar	70,3	0	0
Kaki frisch	71	0,3	0
Kiwi frisch	60,9	0,6	0
Kiwi Konfitüre	278,7	0,2	0
Litchi Konserve abgetropft	98,2	0,3	0
Mandarine frisch	50,2	0,3	0
Mandarine Konserve abgetropft	83,2	0,2	0
Mango frisch	60,2	0,4	0
Mango Konserve abgetropft	88,7	0,4	0
Melone frisch	38,2	0,2	0
Mirabelle frisch	64,3	0,2	0
Mirabelle Konfitüre	279,9	0,1	0
Mirabelle Konserve abgetropft	91,1	0,2	0
Nektarine frisch	56,9	0,1	0
Obst, Kompott (R)	106,8	0,1	0

Lebensmittel (bezogen auf 100g)	Kilokalorien (kcal)	Fett (g)	Cholesterin (mg)
Obstmischung (R)	58,3	0,3	0
Obstmischung frisch	86	0,2	0
Obstmischung Fruchtnektar	71,9	0,1	0
Obstmischung Fruchtsaft	62,9	0,3	0
Obstmischung getrocknet	289,2	0,8	0
Obstmischung Konserve abgetropft	106,8	0,1	0
Obstsalate (R)	134,5	2,3	0
Orange frisch	47,1	0,2	0
Orange Konfitüre	273,4	0,1	0
Papaya frisch	12,9	0,1	0
Passionsfrucht /Maracuja	80,1	0,4	0
Passionsfrucht Fruchtsaft	79,8	0,3	0
Pfirsich frisch	40,6	0,1	0
Pfirsich Fruchtnektar	59,8	0	0
Pfirsich Konserve abgetropft	76,5	0,1	0
Pflaumen frisch	47,1	0,2	0
Pflaumen Fruchtsaft	48,8	0,2	0
Pflaumen getrocknet	261	1,1	0
Pflaumen Konserve abgetropft	81,3	0,2	0
Preiselbeere Konfitüre	270,3	0,2	0
Quitte Konfitüre	270,3	0,2	0
Reineclaude frisch	63,1	0,1	0
Rosinen	298	0,6	0
Rote Grütze (R)	80,7	0,2	0
Sanddornbeere Konzentrat	401,3	29,8	0
Satsuma frisch	46,1	0	0
Sauerkirsche frisch	57,6	0,4	0
Sauerkirsche Fruchtnektar	60,9	0,1	0
Sauerkirsche Fruchtsaft	58,1	0,3	0
Sauerkirsche Konfitüre	277,2	0,1	0
Sauerkirsche Konserve abgetropft	88,4	0,3	0
Stachelbeere frisch	44	0,2	0
Stachelbeere Konfitüre	272,2	0,1	0
Sultaninen	298	0,6	0
Süßkirsche frisch	63,3	0,3	0
Süßkirsche Konserve abgetropft	90,8	0,3	0
Wassermelone frisch	38,2	0,2	0
Weintrauben frisch	71	0,3	0
Weintrauben getrocknet	303,8	1,3	0
Zitrone frisch	56,2	0,6	0
Zitrone Fruchtsaft	100,1	0,4	0
Zwetschge frisch	43,3	0,1	0
Zwetschgenknödel (R)	75,8	0,7	20,4
Gemüse / Pilze			
Algen frisch	36,6	0,4	0
Artischockenboden Konserve	12	0,1	0
Aubergine frisch gegart	17,4	0,2	0
Bambussprossen Kons. gegart abgetropft	10,5	0,2	0
Batate (Süßkartoffel)	111,4	0,6	0
Blattsalat mit Dressing (R)	79,1	7,2	3,5
Blattsalat mit Öl (R)	86,8	8,8	0,1
Blattsalate mit Joghurt (R)	26,8	1,2	3,9
Blattspinat frisch	17,4	0,3	0
Blattspinat gegart	19,1	0,3	0
Bleichsellerie frisch	16,7	0,2	0
Bleichsellerie gegart	16,7	0,2	0
Blumenkohl frisch	22,7	0,3	0
Blumenkohl frisch gegart	18,4	0,3	0
Blumenkohlsuppe Trockenprodukt	367,1	9	0
Bohnen dick getrocknet	326	2	0
Bohnen grün gegart	25,3	0,2	0
Bohnen grün Konserve gegart	21,5	0,2	0
Bohnen grün tiefgefroren gegart	27	0,3	0
Bohneneintopf mexikanisch (R)	65	2,6	10,4
Bohnensalat grün gegart mit Öl (R)	107,9	9,9	0,1
Bohnensalat Sauerkonserve	19,6	0,2	0
Bratkartoffeln (R)	163,8	12,2	24,4
Bratkartoffeln mit Speck und Zwiebeln (R)	114,4	6,3	12,7

Lebensmittel (bezogen auf 100g)	Kilokalorien (kcal)	Fett (g)	Cholesterin (mg)
Broccoli frisch gegart	23,2	0,2	0
Brunnenkresse frisch	18,6	0,3	0
Champignon frisch	15,3	0,2	0
Champignon gegart	15,1	0,2	0
Champignon Konserve gegart abgetropft	14,1	0,2	0
Champignoncremesuppe Trockenprodukt	391	25	0
Chicoree frisch	17,2	0,2	0
Chinakohl frisch	13,6	0,3	0
Chinakohl frisch gegart	12	0,3	0
Cornichons Sauerkonserve	12	0,1	0
Eintopf (R)	56,9	2,5	4,9
Eisbergsalat frisch	13,1	0,2	0
Endivien frisch	11	0,2	0
Erbsen grün frisch	81,7	0,5	0
Erbsen grün frisch gegart	83,7	0,5	0
Erbsen grün Konserve gegart	70,3	0,5	0
Erbsen grün tiefgefroren gegart	84,1	0,5	0
Erbsen u. Möhrengemüse (R)	113,4	7,8	21,5
Erbseneintopf mit Würstchen (R)	62,9	4	7,9
Feldsalat frisch	14,3	0,4	0
Fenchel frisch	24,6	0,3	0
Fenchel frisch gegart	22,2	0,3	0
Gartenkürbis frisch	13,4	0,2	0
Gemüsemischung frisch gegart	33,7	0,3	0
Gemüsemischung roh (R)	21,5	0,2	0
Gemüsemischung Trunk	12,4	0,1	0
Gemüsepaprika grün frisch	20,3	0,3	0
Gemüsepaprika rot frisch	36,8	0,5	0
Gemüsepaprika rot Konserve	23,4	0,3	0
Gemüseplatte (R)	84,7	4,9	13,3
Gemüserisotto (R)	107,6	5,3	14,8
Gemüsesalat mit Dressing (R)	106,4	8,8	8,6
Gemüsesuppe (R)	23,2	0,1	0
Gemüsesuppe mit Wurst (R)	64,2	4,1	8
Gewürzgurken Sauerkonserve	12	0,1	0
Griechischer Salat (R)	87,1	6,8	35,3
Grünkohl frisch gegart	27,7	0,7	0
Grünkohl Konserve gegart	24,9	0,7	0
Gurke frisch	12,2	0,2	0
Gurke frisch gegart	12,4	0,2	0
Gurkensalat (R)	23,8	0,9	3
Karottensalat Sauerkonserve	20,1	0,1	0
Kartoffelbrei (R)	83	3	6,5
Kartoffelbreipulver	328,6	0,6	0
Kartoffelchips (verzehrsfertig)	535,9	39,4	0
Kartoffeleintopf mit Fleisch (R)	64,7	3,2	8,8
Kartoffelgratin (R)	132,7	8	21,6
Kartoffelkloß gekocht Trockenprodukt	326,7	1,4	0
Kartoffelklöße (R)	108,9	0,5	0
Kartoffelkroketten (R)	223,2	12,7	55,5
Kartoffeln geschält frisch gegart	68,6	0,1	0
Kartoffelpuffer (R)	153,4	8,7	80
Kartoffelsalat (R)	118,7	6,8	0,1
Kartoffelstärke Mehl	341,1	0,1	0
Kartoffelsuppe (R)	81,1	4,4	9
Kichererbsen getrocknet	325,3	6,4	0
Kidney-Bohnen Konserve	62,6	0,3	0
Knoblauch frisch	141,7	0,1	0
Knollensellerie frisch	19,4	0,3	0
Knollensellerie frisch gegart	15,3	0,3	0
Kohlrabi frisch	24,6	0,1	0
Kohlrabi frisch gegart	20,3	0,1	0
Kohlrouladen (R)	117,9	8,3	35,4
Kohlrübe (Steckrübe) gegart	22	0,2	0
Kopfsalat frisch	11,7	0,2	0
Kräutermischung	45,2	0,6	0
Krautsalat (R)	97,5	8,7	0,1
Kresse frisch	38	1,4	0

Lebensmittel (bezogen auf 100g)	Kilokalorien (kcal)	Fett (g)	Cholesterin (mg)
Kürbis frisch gegart	27	0,2	0
Lasagne mit Gemüse (R)	158,5	9,7	66,9
Lauchgemüse (R)	66,1	4	4,2
Limabohne getrocknet gegart	79,8	0,3	0
Linsen reif Konserve gegart abgetropft	28	0,1	0
Linseneintopf mit Wurst (R)	87,2	5,4	10,5
Linsengemüse (R)	88,5	5,2	6
Löwenzahn frisch	54,5	0,6	0
Maiskeks glutenfrei	438,6	16,3	0
Mangold frisch	25,3	0,3	0
Maniok (Cassava)	137,4	0,2	0
Meerrettich Konserve	40,4	0,2	0
Minestrone (Gemüseeintopf) (R)	30,7	1,9	0
Mixed Pickles	35,9	0,3	0
Möhrensalat gegart mit Öl (R)	76,3	6,6	0,1
Mohrrübe frisch	25,8	0,2	0
Mohrrübe frisch gegart	21	0,2	0
Mohrrübe Konserve gegart	17,2	0,2	0
Mohrrübensalat (R)	109,2	10	0,1
Palmenherz Konserve gegart	26,1	0,1	0
Paprika gefüllt mit Hackfleisch (R)	115,2	5,7	41,8
Paprikaschoten frisch gegart	20,3	0,3	0
Pastinake frisch	22,2	0,4	0
Pastinake frisch gegart	17,2	0,3	0
Pellkartoffeln (R)	68,6	0,1	0
Perlzwiebel Konserve abgetropft	61,9	0,2	0
Petersilienblatt frisch	52,6	0,4	0
Pfifferling frisch	11,5	0,5	0
Pfifferling getrocknet	120,2	5,2	0
Pfifferling Konserve	6,7	0,3	0
Pilze frisch gegart	15,1	0,2	0
Pilze Konserve gegart abgetropft	14,1	0,2	0
Pommes Frites (R)	276,3	17,6	0
Porree frisch gegart	22,9	0,3	0
Portulak frisch	27	0,3	0
Radicchio frisch	13,6	0,2	0
Radieschen frisch	14,6	0,1	0
Ratatouille (R)	41,8	2,6	0
Rettich frisch	13,6	0,2	0
Rhabarber frisch	13,1	0,1	0
Rohkostsalat mit Joghurt (R)	29,5	1	2,8
Rohkostsalat mit Öl (R)	84,1	7,6	0,1
Romanosalat frisch	16	0,2	0
Rosenkohl frisch gegart	28,2	0,3	0
Rösti (R)	94,1	3,3	6,4
Rote Rübe frisch	41,8	0,1	0
Rote Rübe frisch gegart	32,3	0,1	0
Rote Rübe Konserve gegart	26,3	0,1	0
Rote-Beete Sauerkonserve	30,4	0,1	0
Rotkohl frisch gegart	17,9	0,2	0
Rotkohl frisch mit Küchenabfall	17,7	0,1	0
Rotkohl Konserve gegart	15,1	0,2	0
Salate (R)	117,2	11,7	5,4
Salzkartoffeln (R)	67,2	0,1	0
Sauerampfer frisch	22,2	0,4	0
Sauerkraut frisch gegart	16,7	0,3	0
Sauerkraut Konserve abgetropft	15,5	0,3	0
Schalotte frisch	22	0,2	0
Schnittlauch frisch	27,2	0,6	0
Schwarzwurzel frisch	16,7	0,4	0
Schwarzwurzel frisch gegart	14,8	0,4	0
Schwarzwurzel Konserve gegart	12,9	0,3	0
Sellerie frisch	16,7	0,2	0
Selleriesalat Sauerkonserve	15,8	0,2	0
Shiitakepilz frisch	42,1	0,2	0
Sojaaufschnitt	265,5	21,4	0
Sojabohne geröstet	359	23,3	0
Sojabohnen getrocknet	416,3	17,4	0

Lebensmittel (bezogen auf 100g)	Kilokalorien (kcal)	Fett (g)	Cholesterin (mg)
Sojaeiweiß texturiert (TVP)	285,1	0,5	0
Sojafleisch mit Gewürzen Trockenprodukt	305,2	1,1	0
Sojamehl (entfettet) entbittert	196,7	1,2	0
Sojamilch flüssig	152,2	9,9	0
Sojawurst Konserve	292,5	25,4	1
Spargel frisch gegart	16	0,1	0
Spargel Konserve gegart	13,9	0,1	0
Spargelcremesuppe (R)	30,4	2,2	6,3
Spinat tiefgefroren gegart	20,1	0,4	0
Steinpilz frisch	19,8	0,4	0
Steinpilz getrocknet	148,9	3	0
Steinpilz Konserve	11,2	0,2	0
Suppengrün frisch	23,9	0,3	0
Tapioka	349,4	0,2	0
Tofu frisch	77,2	4,8	0
Tomate rot frisch	17,4	0,2	0
Tomaten frisch gegart	19,6	0,2	0
Tomaten Konserve gegart	16,5	0,2	0
Tomaten Konzentrat	175,2	2	0
Tomatencremesuppe (R)	62,2	3,1	0,3
Tomatensalat (R)	102,4	10	0,1
Topinambur frisch	31,1	0,4	0
Wachsbohnen gegart	31,5	0,2	0
Wachsbohnen Konserve gegart	26,3	0,2	0
Waldpilze	15,1	0,7	0
Weinsauerkraut frisch	16,7	0,3	0
Weiße Rübe frisch	25,6	0,2	0
Weiße Rübe frisch gegart	20,6	0,2	0
Weißkohl frisch	24,9	0,2	0
Weißkohl frisch gegart	19,8	0,2	0
Wirsingkohl frisch gegart	21,7	0,4	0
Wurzel-und Knollengemüsesuppen Trockenprodukt	343,7	9	0
Zucchini frisch	19,1	0,4	0
Zucchini frisch gegart	19,1	0,4	0
Zuckermais frisch gegart	89,4	1,2	0
Zuckermais Konserve abgetropft	75,8	1,2	0
Zwiebeln frisch	28	0,3	0
Zwiebeln frisch gegart	23,9	0,3	0
Süßwaren & Eis			
Blütenhonig-Mischungen	306,6	0	0
Cocktail-Kirsche	264,8	0,1	0
Cremeeis	187,9	9	187
Diabetikerbrotaufstriche	272	0	0
Diabetikerschokolade	409,2	10,1	1
Diabetikersüßigkeiten	246,2	0	0
Diabetikerzucker	236,6	0	0
Dragees	372,4	4,9	0
Eis mit Früchten (R)	154,5	7,5	74,9
Eis mit Früchten, Sahne und Alkohol (R)	139,3	4,7	46,1
Eis mit Sahne (R)	194,6	11,2	93,3
Eis, Sorbet (R)	163,4	4,5	93,5
Energieriegel mit Haselnusscreme	461,3	27,5	3
Erdnuss dragiert	530,4	38,5	0
Flammerie, Pudding (R)	110,8	3,1	11,2
Fruchteis	131,7	1,4	5
Fruchtmischung-Kanditen	263,6	0,1	0
Fruchtzucker	405,6	0	0
Gelee einfach	280,1	0,1	0
Geleefruchte	329,3	0,2	0
Götterspeise (R)	57,9	0	0
Gummibonbons	188,6	0	0
Kakaogetränkepulver löslich	391,5	6	0
Kakaopulver	342,5	24,5	0
Kaugummi	387,2	0	0
Kirsche kandiert	264,8	0,1	0
Kompott gemischt (R)	96,4	0,2	0
Konfitüre einfach	279,6	0,1	0
Konfitüre Gelee Marmeladen	279,6	0,1	0

Lebensmittel (bezogen auf 100g)	Kilokalorien (kcal)	Fett (g)	Cholesterin (mg)
Konfitüre/Marmelade mit Zuckeraustauschstoff und Süßstoff	69,1	0,2	0
Krokant	451,7	12,3	0
Kunsthonig	336	0	0
Kunstspeiseeis	60,7	0	0
Lakritze	375,5	0,9	0
Marmelade	279,6	0,1	0
Marzipan	458,9	17,6	0
Milchschokolade	536,6	31,5	9
Milchschokolade Vollmilch-Nuss	521,7	32,4	9
Milchspeiseeis	84,8	2,4	9
Milchzucker	405,6	0	0
Mokkacreme (R)	115,4	5,9	11,4
Müsli-Riegel	375	18,9	0
Nougat	474,4	21,4	0
Nuss dragiert	590,1	49,3	0
Nuss-Nougat-Creme süß	521,7	29,6	0
Obstmischung Konfitüre	273,9	0,1	0
Pfannkuchen süß (R)	190,2	8,8	128,8
Pflaumenmus	195,5	0,2	0
Pralinen gefüllt mit Alkohol	387,2	6,1	0
Pralinen gefüllt mit Nüssen	455,3	16,2	0
Pralinen gefüllt mit Sonstigem	502,4	32,5	0
Pudding-/Soßenpulver/Cremespeisenpulver	382,4	0,7	0
Rahmeis	249,3	21	63
Sahne-Frucht-Eis (R)	195,4	7,3	21,8
Schokolade	536,6	31,5	9
Schokolade gefüllt mit Sonstigem	346,3	6,1	0
Schokolade weiß	542,1	30,1	20
Schokoladensoße (R)	122,1	5,6	38,5
Schokoladenüberzugsmassen	396	10,7	0
Sirup	322,2	0	0
Softeis	129,5	2,2	9
Sorbet	138,9	0	0
Süßwaren	405,6	0	0
Toffees	449,6	17,2	0
Traubenzucker	405,6	0	0
Vanilleeis (R)	169,3	9,1	91,1
Vanillesoße (R)	93,7	3,9	40,5
Weichkaramellen Bonbons	449,6	17,2	0
Weincreme (R)	279,1	14,6	576,9
Weinschaumsoße (R)	163,8	2,6	91,4
Zartbitterschokolade	496,7	32,7	1
Zucker	405,6	0	0
Zucker braun Rohzucker	395,8	0	0
Zuckerwaren	390,8	0,3	0
Sonstiges			
Frühlingsrolle (R)	155,6	8,5	75,2
Gebundene Suppe (R)	41,2	3	8,3
Grießbrei (R)	124,8	3,6	12,5
Klare Suppe mit Einlage (R)	10	0,2	1,6
Leberknödel (R)	173,9	6,8	225,7
Leberspätzle (R)	180,7	3,3	144,1
Semmelknödel (R)	143,9	6	111,2
Suppen mit Einlage gebunden (R)	52,7	1,2	3,9
Bratlinge vegetarisch tiefgefroren	146,7	8,1	0
Vegetarische Bratlinge Trockenprodukt	298	1,9	0
Vegetarische Pasteten	212,2	11,3	0
Getränke			
Apfel Fruchtnektar	64,5	0,2	0
Apfel Fruchtsaft	49,5	0,3	0
Apfelwein	66	0	0
Bier	42,3	0	0
Bier alkoholarm (max. 1,5 Gew% Alkohol)	55,2	0	0
Bier alkoholfrei (<0,5Gew% Alkohol)	25,6	0	0
Bier mit Limonade	33,9	0	0
Bier Pils Hell	42,3	0	0
Bier Starkbier	59,8	0	0
Bowle Punsch	108	0,1	0

Lebensmittel (bezogen auf 100g)	Kilokalorien (kcal)	Fett (g)	Cholesterin (mg)
Branntwein aus Getreide (Brände aus Getreide)	250	0	0
Brausen	41,6	0	0
Brausen kalorienarm	2,6	0	0
Cocktails	141,3	0,9	0
Cola Mix	44,9	0	0
Colagetränke (coffeinhaltig)	60,7	0	0
Colagetränke kalorienarm	3,6	0	0
Eierlikör	284,9	7	150
Fruchtsaftgetränke	47,3	0	0
Getränkepulver	383,1	0	0
Glühwein	104,7	0	0
Kaffee (Getränk)	2,2	0	0
Kaffee Instantpulver trocken	339,1	0,5	0
Kaffee mit Kondensmilch (Getränk)	6,2	0,2	1
Kaffee mit Kondensmilch und Zucker (Getränk)	13,9	0,2	1
Kaffee mit Milch (Getränk)	4,1	0,1	0
Kaffee mit Milch und Zucker (Getränk)	11,7	0,1	0
Kaffee mit Zucker (Getränk)	10	0	0
Kaffee-Ersatz (Getränk)	2,2	0	0
Kaffee-Ersatz mit Kondensmilch (Getränk)	6,2	0,2	1
Kaffee-Ersatz mit Kondensmilch und Zucker (Getränk)	13,9	0,2	1
Kaffee-Ersatz mit Zucker (Getränk)	10	0	0
Klarer	185	0	0
Kräuter-/ Gewürz-/ Bitterlikör	248,6	0	0
Kräutertee (Getränk)	0,7	0	0
Liköre	242,6	0	0
Likörwein süß und trocken	153,4	0	0
Limonaden	41,6	0	0
Limonaden kalorienarm	2,6	0	0
Malzbier	55,2	0	0
Mohrrübe Gemüsesaft	21,7	0,2	0
Multi-Vitamin-Nektar mit Süßstoff	31,5	0,1	0
Natürliches Mineralwasser mit Kohlensäure	0	0	0
Natürliches Mineralwasser still	0	0	0
Orange Fruchtnektar	63,1	0,1	0
Orange Fruchtsaft	44,9	0,2	0
Orangensaft mit Süßstoff	22,5	0,1	0
Rotwein mittel Qualitätswein	66,2	0	0
Rotwein schwer	78,4	0	0
Rum	231,6	0	0
Schorle	37,3	0	0
Sekt	78,9	0	0
Tee (Getränk)	0,5	0	0
Tee schwarz mit Milch (Getränk)	2,4	0,1	0
Tee schwarz mit Milch und Zucker (Getränk)	10	0,1	0
Tee schwarz mit Zucker (Getränk)	8,4	0	0
Tomaten Gemüsesaft	14,6	0,2	0
Trinkmilch mit Kakao/Schokolade	130,7	3,6	10
Trinkwasser	0	0	0
Weinbrand	237,6	0	0
Weintrauben Fruchtsaft	71,5	0,2	0
Weißwein / Rotwein	74,3	0	0
Weißwein Auslese (lieblich)	98	0	0
Weißwein halbtrocken	74,3	0	0
Weißwein trocken	72,2	0	0
Weizenbier (Weißbier) obergärig	42,8	0	0
Weizenbier Export	42,8	0	0

Rezeptregister

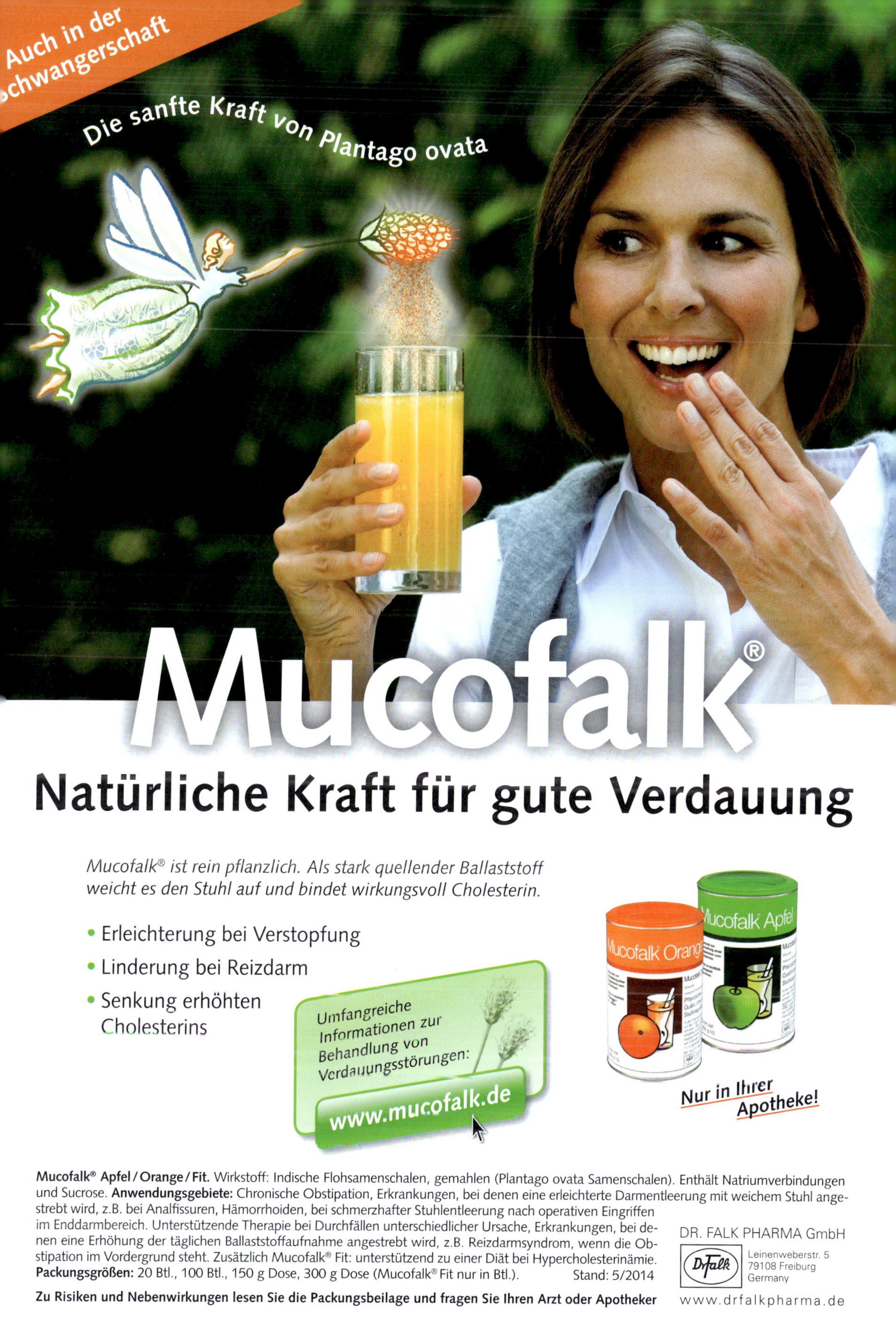
Auch in der Schwangerschaft
Die sanfte Kraft von Plantago ovata
Mucofalk®
Natürliche Kraft für gute Verdauung
Mucofalk® ist rein pflanzlich. Als stark quellender Ballaststoff weicht es den Stuhl auf und bindet wirkungsvoll Cholesterin.
• Erleichterung bei Verstopfung
• Linderung bei Reizdarm
• Senkung erhöhten Cholesterins
Umfangreiche Informationen zur Behandlung von Verdauungsstörungen:
www.mucofalk.de
Mucofalk Orange
Mucofalk Apfel
Nur in Ihrer Apotheke!
Mucofalk® Apfel / Orange / Fit. Wirkstoff: Indische Flohsamenschalen, gemahlen (Plantago ovata Samenschalen). Enthält Natriumverbindungen und Sucrose. Anwendungsgebiete: Chronische Obstipation, Erkrankungen, bei denen eine erleichterte Darmentleerung mit weichem Stuhl angestrebt wird, z.B. bei Analfissuren, Hämorrhoiden, bei schmerzhafter Stuhlentleerung nach operativen Eingriffen im Enddarmbereich. Unterstützende Therapie bei Durchfällen unterschiedlicher Ursache, Erkrankungen, bei denen eine Erhöhung der täglichen Ballaststoffaufnahme angestrebt wird, z.B. Reizdarmsyndrom, wenn die Obstipation im Vordergrund steht. Zusätzlich Mucofalk® Fit: unterstützend zu einer Diät bei Hypercholesterinämie.
Packungsgrößen: 20 Btl., 100 Btl., 150 g Dose, 300 g Dose (Mucofalk® Fit nur in Btl.). Stand: 5/2014
Zu Risiken und Nebenwirkungen lesen Sie die Packungsbeilage und fragen Sie Ihren Arzt oder Apotheker
DR. FALK PHARMA GmbH
Leinenweberstr. 5
79108 Freiburg
Germany
www.drfalkpharma.de

Literatur

Jenkins, DJ, Kendall CW, et al. The effect of combining plant sterols, soy protein, viscous fibers, and almonds in treating hypercholesterolemia. Metabolism, 52:1478-83, 2003.

Jenkins, DJ, Kendall CW, et al. effects of a dietary portfolio of cholesterol-lowering foods vs lovastatin on serum lipids and C-reactive protein. JAMA, 290: 502-10, 2003.

Jenkins, DJ, Kendall CW, et al. Direct comparison of a dietary portfolio of cholesterol-lowering foods with a statin in hypercholesterolemic patients. Am J Clin Nutr, 81:380-7, 2005.

Jenkins, DJ, Kendall CW, et al. Assessment of the longer-term effects of a dietary portfolio of cholesterol-lowering foods in hypercholesterolemia. Am J Clin Nutr, 83:582-91, 2006.

Endnoten

S. 13 1 Kasper, 2004, S. 26
2 www.bioland.de/erzeuger/literatur.html
3 D_A_CH Referenzwerte, 2000, S. 219
S. 16 4 www.bfa-ernaehrung.de/Bfe-Deutsch/Information/planzen-stoffe/artikel9.pdf
5 www.ernaehrungs-umschau.de/themen/basiswissen/?id=866
6 chrestensen.izserver.de/index.php?p=101
S. 18 7 Kasper 2004, S. 300 und 301
S. 20 8 Kasper 2004, S. 303
9 Pschyrembel: Klinisches Wörterbuch, S. 726, 1997
S. 21 10 Biesalski 2004, S. 376
11 Pschyrembel: Klinisches Wörterbuch, S. 726, 1997
12 Biesalski 2004, S. 383
S. 23 13 Kasper 2004, S. 309 bis 325
14 Biesalski 2004, S. 379 bis 390
S. 25 15 DGE: Ernährungsbericht, 2000, S. 44 und 45
S. 26 16 Heepe, Fritz; Wigand, Maria: Lexikon diätetische Indikationen, S. 280, 2002
17 Suter, 2002, S. 58
S. 27 18 D.A.C.H.: Referenzwerte für die Nährstoffzufuhr, 2000, S.45
19 Schauder; Ollenschläger, 2003, S. 79
20 Brockhaus Ernährung, 2004, S. 216/217
S. 28 21 Brockhaus Ernährung, 2004, S. 627
22 Suter, 2002, S. 69
23 Götz; Rabast, 1999, S.44
24 Kasper, 2004, S. 12

Weitere Literaturquellen können beim Verfasser erfragt werden.

„Wichtige und empfehlenswerte Organisationen"

Bundesinstitut für Risikobewertung
Status: Bundeseinrichtung
Standort Jungfernheide:
Max-Dohrn-Str. 8-10
D - 10589 Berlin
Standort Marienfelde:
Diedersdorfer Weg 1
D - 12277 Berlin
http://www.bfr.bund.de

California Walnut Commission
101 Parkshore Drive, Suite 250
Folsom, CA 95630, USA
http://www.walnuts.org

Deutsches Kompetenzzentrum Gesundheitsförderung und Diätetik (DKGD) e.V.
Status: Eingetragener Verein - unabhängig Bundeszentrale für gesundheitliche Aufklärung (BzgA)
Status: Bundeseinrichtung
Haddamshäuser Weg 4a
35096 Weimar (Lahn)
http:// www.dkgd.de

Berufsverbände

VDD - Verband der Diätassistenten - Deutscher Bundesverband e.V.
http://www.vdd.de/

Verband der Oecotrophologen e.V. (VDOE)
http://www.vdoe.de/ http://www.vdoe.de/

Internetadressen sonstiger wichtiger Organisationen

Deutsche Akademie für Ernährungsmedizin (DAEM) e.V.
http://www.daem.de

Deutsche Gesellschaft für Ernährungsmedizin e.V.
http://www.dgem.de

Verein für unabhängige Gesundheitsberatung e.V.
http://www.ugb.de

Bundesverband der Hersteller von Lebensmitteln für besondere Ernährungszwecke (kurz: Diätverband) e.V.
http://www.diaetverband.de

13 Wochen-Gewichtsreduktionsprogramm der Gesellschaft für Ernährungsmedizin und Diätetik nach den Richtlinien der Deutschen Adipositas Gesellschaft
http://www.slimcoach.de

Internetseite des Deutschen Kompetenzzentrum Gesundheitsförderung und Diätetik e.V.
http://www.dkgd.de

Internetseite rund um die Ernährung, Lebensmittel und eine gesunde Ernährungsweise
http://www.aid.de

Internetseite der Deutschen Gesellschaft für Ernährung (DGE) e.V. rund um eine gesunde Ernährungsweise
http://www.dge.de

Diät- und Ernährungsberatung – viele Links zu wichtigen Organisationen im Ernährungsbereich
http://www.svendavidmueller.de

Internetseite der Bundeszentrale für Gesundheitliche Aufklärung (BZGA) – Informationen über eine gesunde Ernährungsweise
http://www.bzga.de

Internetseite der Weltgesundheitsorganisation
http://www.who.int

Internetseite für qualifizierte Ernährungsberatung
http://www.quetheb.de

Buchtipps

Ernährungsratgeber Cholesterin
Sven-David Müller
Schlütersche Verlagsgesellschaft mbH, Hannover

Ernährungsratgeber Herz und Gefäße
Sven-David Müller
Schlütersche Verlagsgesellschaft mbH, Hannover

Cholesterin- und Fett-Ampel
Sven-David Müller
Trias Verlag, Stuttgart

Das Kalorien-Nährwert-Lexikon
Sven-David Müller
Schlütersche Verlagsgesellschaft mbH, Hannover

Die 50 besten Cholesterinkiller
Sven-David Müller
Trias Verlag, Stuttgart

Die 50 besten Blutzucker-Killer
Sven-David Müller
Trias Verlag, Stuttgart

Die 50 besten Erkältungs-Killer
Sven-David Müller
Trias Verlag, Stuttgart

Das Kaum Cholesterin Kochbuch
Sven-David Müller
Mainz Verlag, Aachen

Die Müller-Diät
Sven-David Müller
Schlütersche Verlagsgesellschaft mbH, Hannover

In drei Wochen bin ich schlank
Sven-David Müller
Cadmos Verlag, Wien

Mythos Süßstoff
Sven-David Müller
Kneipp Verlag, Wien

Essen ohne Nebenwirkungen
Sven-David Müller
Mainz Verlag, Aachen

Wir essen uns schlank
Sven-David Müller
Mainz Verlag, Aachen

Zimt gegen Zucker
Sven-David Müller
Mainz Verlag, Aachen

Das kein Gluten Kochbuch
Sven-David Müller
Mainz Verlag, Aachen

Kühe würden Margarine kaufen
Sven-David Müller
Schlütersche Verlagsgesellschaft mbH, Hannover

Der Autor

Dr. h.c. Sven-David Müller, Msc., gehört zu den führenden Diät- und Ernährungswissenschaftlern. Er wurde am 13. September 1969 in Braunschweig geboren und erkrankte am 29. Januar 1976 an Diabetes mellitus Typ 1. Seit diesem Zeitpunkt ist Sven-David Müller insulinpflichtig und seine chronische Erkrankung prägte seinen Berufsweg. Er ist seit 1989 beruflich in der Diät- und Ernährungsberatung tätig und hat mehr als 30.000 Menschen beraten. Sven-David Müller hat in nationalen und internationalen Fachzeitschriften mehr als 200 wissenschaftliche Artikel publiziert. Viele seiner Artikel widmen sich dem Thema Fettstoffwechsel und Fettstoffwechselstörungen. An der Universitätsklinik Aachen war er viele Jahre in der Fettstoffwechselambulanz unter der Leitung von Professor Dr. Hanns-Ulrich Marschall tätig, mit dem er ein Fettstoffwechsel-Schulungsprogramm etablierte. Außerdem macht Sven-David Müller die Erkenntnisse um eine gesunde Ernährungsweise, die diabetesgerechte Ernährungsweise, die nutritive Medizin und die Diätetik in 170 Büchern verfügbar, die in einer Auflage von fast 5,5 Millionen Exemplaren in 13 Sprachen erschienen sind. Sven-David Müller hat angewandte Ernährungsmedizin studiert und sein Studium als Master of Science (M.Sc.) in Applied Nutritional Medicine abgeschlossen. Zudem ist Sven-David Müller staatlich anerkannter Diätassistent und Diabetesberater der Deutschen Diabetes Gesellschaft. Er war zehn Jahre am Universitätsklinikum der RWTH Aachen tätig und hat hier viele Menschen mit erhöhten Blutfettwerten beraten und geschult. Sven-David Müller ist Autor verschiedener Patientenbroschüren zum Thema Cholesterin. Heute lebt er in Nidderau nahe Frankfurt am Main und ist mit der Diplom-Pädagogin Almut Müller, B.A., verheiratet. Sven-David Müller leitet das Zentrum und die Praxis für Ernährungskommunikation, Diätberatung und Gesundheitspublizistik (ZEK). Durch seine Bücher, Vorträge und Seminare sowie Auftritte in den Medien ist Sven-David Müller als Diät- und Diabetesexperte im deutschsprachigen Raum und auch darüber hinaus bekannt. Nachdem er drei Jahre lang das Fernsehmagazin GesundZeit moderiert hat, präsentiert er jetzt das innovative Fernsehmagazin „Gut geht´s“ bei Sachsen Fernsehen. Er ist erster Vorsitzender des Deutschen Kompetenzzentrum Gesundheitsförderung und Diätetik e.V. (www.dkgd.de) und wurde 2005 für seinen ehrenamtlichen Einsatz in der Ernährungsaufklärung mit dem Bundesverdienstkreuz ausgezeichnet. Im Jahr 2013 verlieh die Progressuniversität Sven-David Müller den Ehrendoktortitel (Doktor honoris causa, Dr. h. c.). Im Jahr 2014 erhielt er die Ehrenmedaille für Wissenschaft und Kunst von der Albert Schweitzer Gesellschaft verliehen.

Dr. h.c. Sven-David Müller, MSc.
Zentrum für Ernährungskommunikation, Diätberatung und Gesundheitspublizistik (ZEK)
Ostheimer Straße 27d
61130 Nidderau
www.svendavidmueller.de,
www.muellerdiaet.de
info@svendavidmueller.de

Impressum

Die ersten sieben Auflagen erschienen im Knaur Ratgeber Verlag, München, unter Mitarbeit von Katrin Raschke.

Cholesterin natürlich senken
© 1.Auflage 2015
Druck-& Verlagshaus Mainz GmbH
Süsterfeldstraße 83
52072 Aachen - Deutschland
Tel.: 02 41/87 34 34
Fax.: 02 41/87 55 77
www.verlag-mainz.de
info@verlag-mainz.de
ISBN 978-3-86317-020-2

Herstellung/Satz:
Druck-& Verlagshaus Mainz GmbH
Süsterfeldstraße 83
52072 Aachen
www.druckereimainz.de

Bibliografische Information der Deutschen Nationalbibliothek

Die Deutsche Bibliothek verzeichnet diese Publikation in der Deutschen Nationalbibliographie; detaillierte bibliografische Daten sind im Internet über http://dnb.ddb.de abrufbar.

Bildnachweise

S.: 3 shutterstock.com/111599714
S.: 8 stockvault.com/120245
S.: 9 sxc.hu/939149
S.: 12 shutterstock.com/65465629
S.: 12 photoxpress.com/Ramon Grosso
S.: 18 sxc.hu/603467
S.: 34 photoxpress.com/Zicci
S.: 35 wikimedia.org/Klaus Höpfner
S.: 38 sxc.hu/505486
S.: 43 shutterstock.com/71042038
S.: 44 sxc.hu/1186279
S.: 45 photoxpress.com/580934
S.: 45 photoxpress.com/felinda
S.: 45 sxc.hu/1091710
S.: 45 photoxpress.com/van Polushkin
S.: 47 sxc.hu/752609
S.: 49 sxc.hu/984413
S.: 49 stockvault.com/138870
S.: 50 photoxpress.com/Kalle Kolodziej
S.: 51 photoxpress.com/10995189
S.: 51 sxc.hu/849125
S.: 52 sxc.hu/298015
S.: 52 photoxpress.com/11740998
S.: 53 photoxpress.com/saied shahinkiya
S.: 54 sxc.hu/1320795
S.: 56 sxc.hu/1091710
S.: 57 sxc.hu/674966
S.: 57 sxc.hu/632553
S.: 58 sxc.hu/1391018
S.: 59 photoxpress.com/Yvonne Bogdanski
S.: 60 photoxpress.com/David Smith
S.: 60 sxc.hu/939222
S.: 61 photoxpress/8121788
S.: 62 sxc.hu/577369
S.: 63 sxc.hu/510397
S.: 64 photoxpress.com/MariaBrzostowska
S.: 65 sxc.hu/977608
S.: 66 photoxpress.com/2490400
S.: 68 sxc.hu/816266
S.: 69 sxc.hu/888611
S.: 69 photoxpress.com/10194106
S.: 70 photoxpress.com/2758391
S.: 71 photoxpress.com/8858280
S.: 71 sxc.hu/297980
S.: 72 photoxpress.com/1284582
S.: 73 photoxpress.com/3106059
S.: 73 photoxpress.com/dinostock
S.: 73 sxc.hu/156524
S.: 74 photoxpress.com/Yvonne Bogdanski
S.: 74 photoxpress.com/11269379
S.: 75 shutterstock.com/3476674
S.: 75 photoxpress.com/ILonika
S.: 76 photoxpress.com/7764351
S.: 76 sxc.hu/942091
S.: 77 sxc.hu/1308620
S.: 77 photoxpress.com/3544477
S.: 78 photoxpress.com/fooddesign
S.: 79 pixelio.de/Willfahrt
S.: 80 photol.com
S.: 80 photoxpress.com/4403089
S.: 81 sxc.hu/1083511
S.: 82 sxc.hu/909595
S.: 82 sxc.hu/1232720
S.: 83 photoxpress.com/fooddesign
S.: 83 sxc.hu/1414400
S.: 84 photoxpress.com/JJAVA
S.: 85 photoxpress.com/Alexey Klementiev
S.: 85 photoxpress.com/David Whitfield
S.: 86 photoxpress.com/PaulPaladin
S.: 86 photoxpress.com/6040819
S.: 87 photoxpress.com/enjedendzien.pl
S.: 87 sxc.hu/530739
S.: 88 sxc.hu/1090067